Julia Romano

SuperAger

Einblicke in das Phänomen erfolgreicher Alterung

bup

Julia Romano

SuperAger

Einblicke in das Phänomen erfolgreicher Alterung

ISBN: 978-3-68904-979-9
Bestellnummer: 1688 (Taschenbuch)
Auch als eBook verfügbar

© Bremen University Press, 2024.

Erste Auflage
Oktober 2024
bup@bremenuniversitypress.com
www.bremenuniversitypress.com

Julia Romano

SuperAger

Einblicke in das Phänomen erfolgreicher Alterung

Übersicht

Inhaltsverzeichnis

1. Einleitung

Picasso war einer. Queen Elizabeth II ebenfalls. Und jeder andere möchte auch dazugehören. Doch was kann und muss man dafür tun? Darüber soll dieses Buch aus vornehmlich medizinischer, aber auch soziologischer Sicht aufklären.

Der Begriff "SuperAger" hat in den letzten Jahren zunehmend an Aufmerksamkeit gewonnen, da er eine besondere Gruppe älterer Menschen beschreibt, die im Vergleich zu Gleichaltrigen außergewöhnliche kognitive und körperliche Fähigkeiten beibehalten. Diese Menschen faszinieren, weil sie zeigen, dass Altern nicht zwangsläufig mit einem Abbau geistiger oder körperlicher Fähigkeiten verbunden sein muss. SuperAger sind oft so fit wie Menschen, die deutlich jünger sind, und das weckt Interesse in der Forschung und der breiten Öffentlichkeit.

Die zunehmende Aufmerksamkeit für SuperAger hängt mit verschiedenen Faktoren zusammen. Erstens widersprechen sie dem gängigen Bild des Alterns als einer Zeit des unvermeidlichen Verfalls. In einer alternden Gesellschaft rückt die Frage, wie man gesund alt wird, immer mehr in den Mittelpunkt. SuperAger dienen hier als positives Beispiel dafür, dass es möglich ist, auch im hohen Alter aktiv und geistig leistungsfähig zu bleiben.

Darüber hinaus bieten sie der Wissenschaft seit einiger Zeit wertvolle Einblicke in die Mechanismen des

3

Alterns. Forscher untersuchen, welche genetischen, sozialen und verhaltensbezogenen Faktoren dazu beitragen, dass bestimmte Menschen besser altern als andere. Studien an Universitäten wie Harvard haben gezeigt, dass SuperAger beispielsweise eine besonders dicke Großhirnrinde haben, was mit einer besseren kognitiven Leistungsfähigkeit in Verbindung steht. Solche Erkenntnisse könnten dazu beitragen, neue Ansätze zur Förderung gesunden Alterns zu entwickeln.

Die gesellschaftliche Relevanz von SuperAgern ist ebenfalls nicht zu unterschätzen. Da die Lebenserwartung weltweit steigt, wird die Frage immer drängender, wie man auch im hohen Alter eine hohe Lebensqualität aufrechterhalten kann. SuperAger zeigen, dass Altern nicht zwangsläufig mit Einschränkungen verbunden sein muss, und sie dienen als Inspiration für Gesundheitsprogramme, die darauf abzielen, die körperliche und geistige Fitness im Alter zu fördern.

Ein weiterer wichtiger Aspekt ist die Rolle, die SuperAger in der Forschung zu neurodegenerativen Erkrankungen wie Alzheimer spielen könnten. Da sie geistig auf einem hohen Niveau bleiben, könnten sie Hinweise darauf liefern, wie man den kognitiven Abbau, der mit Krankheiten wie Alzheimer verbunden ist, verlangsamen oder sogar verhindern kann. Das Verständnis, warum diese Menschen weitgehend von solchen Erkrankungen verschont bleiben, könnte neue therapeutische Ansätze hervorbringen.

SuperAger sind ein Symbol für ein erfolgreiches Altern und in einer alternden Bevölkerung von wachsender Bedeutung. Sie zeigen, dass ein erfülltes und gesundes Leben auch im hohen Alter möglich ist, und bieten wertvolle Hinweise für die Forschung und die Gesundheitsförderung. SuperAger sind ältere Menschen, die im hohen Alter außergewöhnlich gute geistige und körperliche Fähigkeiten bewahren, auf einem Niveau, das normalerweise bei viel jüngeren Menschen zu finden ist. Sie zeichnen sich durch eine bemerkenswerte kognitive Leistungsfähigkeit, wie ein starkes Gedächtnis und scharfe Denkfähigkeiten, sowie durch körperliche Vitalität aus. Diese Menschen widerstehen dem typischen altersbedingten kognitiven und körperlichen Abbau, und ihre Gesundheit wird oft durch einen aktiven Lebensstil, geistige Stimulation und emotionale Resilienz unterstützt.

Gibt es heute mehr SuperAger als früher?

Die ist eine interessante Frage, die sich nicht so leicht beantworten lässt. Zum einen gibt es keinen festen Maßstab, der historisch verwendet wurde, um SuperAger zu identifizieren, und zum anderen gibt es erst in den letzten Jahren eine systematische Erforschung dieser speziellen Gruppe älterer Menschen.

Allerdings sprechen mehrere Faktoren dafür, dass die Zahl der SuperAger heute höher sein könnte als in der Vergangenheit. Ein wesentlicher Grund ist die gestiegene Lebenserwartung in vielen Teilen der Welt.

Menschen leben heutzutage länger und haben gleichzeitig bessere Möglichkeiten, gesund zu altern. Fortschritte in der Medizin, bessere Ernährung, verbesserte Lebensbedingungen und ein größeres Bewusstsein für die Bedeutung von Bewegung und geistiger Aktivität tragen dazu bei, dass mehr Menschen die Voraussetzungen mitbringen, um auch im Alter geistig und körperlich fit zu bleiben.

Darüber hinaus hat das allgemeine Bewusstsein für gesundheitsfördernde Maßnahmen zugenommen. Das Wissen um die Bedeutung von kognitiver und körperlicher Aktivität sowie von sozialen Kontakten für das geistige Wohlbefinden im Alter ist heute weit verbreitet. Viele ältere Menschen engagieren sich daher aktiv in körperlichen und geistigen Aktivitäten, die das Altern positiv beeinflussen können. Diese veränderten Lebensstile und Gewohnheiten könnten dazu beitragen, dass heute mehr Menschen als früher die Voraussetzungen erfüllen, als SuperAger zu gelten.

Ein weiterer Aspekt ist der medizinische Fortschritt im Bereich der Prävention und Behandlung von Krankheiten, die typischerweise mit dem Alter einhergehen. Chronische Erkrankungen wie Bluthochdruck, Diabetes und Herz-Kreislauf-Erkrankungen können heute besser kontrolliert und behandelt werden, was wiederum dazu führt, dass Menschen länger gesünder leben können und damit auch eine höhere Chance haben, sich geistig und körperlich zu erhalten.

Obwohl es also schwer ist, einen direkten Vergleich mit früheren Generationen anzustellen, deuten die genannten Faktoren darauf hin, dass es heute tatsächlich mehr SuperAger gibt als in der Vergangenheit. Die Forschung über diese Gruppe steht jedoch noch am Anfang, und es bedarf weiterer Studien, um genauere Erkenntnisse über die Häufigkeit zu gewinnen.

Beispiele

Berühmte Beispiele für SuperAger sind oft Personen des öffentlichen Lebens, die im hohen Alter bemerkenswerte kognitive und körperliche Fähigkeiten bewahren konnten. Diese Menschen haben durch ihre geistige Schärfe, ihre Innovationskraft und ihre Produktivität gezeigt, dass erfolgreiches Altern möglich ist. Hier sind einige bekannte Beispiele für Menschen, die oft als SuperAger betrachtet werden:

Ruth Bader Ginsburg (1933–2020)

Die langjährige Richterin des Obersten Gerichtshofs der USA gilt als Paradebeispiel für einen SuperAger. Ruth Bader Ginsburg blieb bis ins hohe Alter geistig aktiv, produktiv und geistig scharf. Trotz gesundheitlicher Herausforderungen, darunter Krebs und mehrere Operationen, blieb sie bis zu ihrem Tod im Alter von 87 Jahren an einem der anspruchsvollsten Posten in der amerikanischen Justiz tätig. Ginsburg war bekannt für ihre enorme Arbeitsdisziplin, ihre Fähigkeit, komplexe rechtliche Fragen zu analysieren, und ihre Rolle als Mentorin für jüngere Juristen. Ihre fortwährende geistige Aktivität und ihre konsequente körperliche Betätigung – sie war bis ins hohe Alter für ihre tägliche Fitnessroutine bekannt – unterstreichen die Eigenschaften eines SuperAgers.

Pablo Picasso (1881–1973)

Der berühmte spanische Maler und Bildhauer Pablo Picasso zeigte bis ins hohe Alter eine außergewöhnliche kreative Schaffenskraft. Picasso blieb bis zu seinem Tod im Alter von 91 Jahren aktiv und produktiv. Er entwickelte weiterhin neue künstlerische Stile, experimentierte mit verschiedenen Techniken und hinterließ ein umfangreiches Werk, das Generationen von Künstlern beeinflusste. Picasso ist ein Beispiel dafür, wie geistige Stimulation und kreative Herausforderungen zu einem aktiven und gesunden Altern beitragen können.

Angela Lansbury (1925–2022)

Die britische Schauspielerin und Sängerin Angela Lansbury war bis in ihre späten 80er und 90er Jahre auf der Bühne und vor der Kamera aktiv. Berühmt wurde sie durch ihre Rolle als Jessica Fletcher in der TV-Serie Mord ist ihr Hobby, die sie über viele Jahre hinweg spielte. Lansbury verkörperte die Merkmale eines SuperAgers durch ihre geistige Schärfe und ihre körperliche Vitalität, die es ihr ermöglichten, komplexe Rollen auch im hohen Alter überzeugend zu spielen. Ihre Fähigkeit, sich immer wieder neuen künstlerischen Herausforderungen zu stellen, sowie ihr Engagement im Theater und Fernsehen, zeugen von einem außergewöhnlichen Lebensstil, der geistige und körperliche Aktivität kombinierte.

Benjamin Franklin (1706–1790)

Obwohl der Begriff "SuperAger" zu seiner Zeit noch nicht existierte, gilt Benjamin Franklin als ein bemerkenswertes Beispiel für geistige und körperliche Vitalität im Alter. Franklin, einer der Gründerväter der USA, war im hohen Alter weiterhin aktiv als Wissenschaftler, Diplomat und Schriftsteller. Noch in den 80er Jahren nahm er an der Verfassungskonvention teil und trug zur Ausarbeitung der Verfassung der Vereinigten Staaten bei. Franklin ist ein Beispiel dafür, wie lebenslanges Lernen, intellektuelle Neugier und politische Beteiligung die geistige Gesundheit im Alter fördern können.

Warren Buffett (geb. 1930)

Der amerikanische Unternehmer und Investor Warren Buffett ist ein weiteres Beispiel für einen modernen SuperAger. Als Vorsitzender und CEO von Berkshire Hathaway ist Buffett auch im Alter von über 90 Jahren weiterhin aktiv in der Unternehmensführung und trifft wichtige Geschäftsentscheidungen. Seine Fähigkeit, komplexe Finanzmärkte zu analysieren und strategische

Investitionen zu tätigen, zeigt seine außergewöhnliche kognitive Schärfe und Entscheidungsfähigkeit. Buffett ist bekannt für seine disziplinierte Lebensweise und sein fortwährendes Interesse an Bildung und geistiger Aktivität – er liest mehrere Stunden am Tag.

Queen Elizabeth II (1926–2022)

Die langjährige Monarchin von Großbritannien, Queen Elizabeth II, war bis ins hohe Alter in einer äußerst anspruchsvollen Position tätig. Sie nahm bis kurz vor ihrem Tod im Alter von 96 Jahren an offiziellen Staatsgeschäften teil und erfüllte zahlreiche repräsentative Aufgaben. Ihre unermüdliche Arbeitsdisziplin, ihre politische Weitsicht und ihre Fähigkeit, die komplexen diplomatischen Beziehungen ihres Landes zu navigieren, machten sie zu einem der bekanntesten Beispiele für einen SuperAger. Trotz des hohen Alters behielt sie ihre Fähigkeit zur schnellen Anpassung an politische und gesellschaftliche Veränderungen und blieb bis zuletzt geistig und körperlich aktiv.

Tony Bennett (geb. 1926)

Der weltbekannte Sänger Tony Bennett, der für seine Jazz- und Popmusik gefeiert wurde, blieb bis weit in seine 90er Jahre aktiv und tourte um die Welt. Trotz einer Alzheimer-Diagnose im Jahr 2016 trat Bennett weiterhin auf, wobei seine musikalischen Fähigkeiten und sein Gedächtnis für Lieder und Melodien unberührt blieben. Sein Fall ist besonders interessant, da er zeigt, dass SuperAger in spezifischen Bereichen – in Bennetts Fall seine musikalische Begabung – trotz anderer altersbedingter Herausforderungen weiterhin herausragend leistungsfähig bleiben können.

Noam Chomsky (geb. 1928)

Der Linguist und Philosoph Noam Chomsky ist bis ins hohe Alter geistig aktiv und ausgesprochen produktiv. Chomsky gilt als einer der einflussreichsten Denker des 20. Jahrhunderts und ist auch im Alter von über 90 Jahren weiterhin als Autor, Dozent und politischer Aktivist tätig. Seine Fähigkeit, komplexe sprachwissenschaftliche und politische Themen zu analysieren und zu kommunizieren, macht ihn zu einem beeindruckenden Beispiel für einen SuperAger. Chomskys geistige Wachheit und sein kontinuierliches Engagement in wissenschaftlichen und gesellschaftspolitischen Diskussionen unterstreichen die Bedeutung von lebenslangem Lernen und intellektueller Stimulation.

Die oben genannten Beispiele zeigen, dass SuperAger in den unterschiedlichsten Bereichen tätig sein können – von Kunst und Wissenschaft bis hin zur Politik und Musik. Diese Persönlichkeiten haben gezeigt, dass es möglich ist, auch im hohen Alter auf hohem Niveau zu agieren und bedeutende Beiträge zur Gesellschaft zu leisten. Die Kombination aus geistiger Stimulation, körperlicher Aktivität, sozialem Engagement und emotionaler

Resilienz scheint entscheidende Faktoren für den Erfolg dieser außergewöhnlichen Individuen zu sein.

1.1. Was ist ein SuperAger?

Begriff

Der Begriff „SuperAger" beschreibt Menschen, die trotz ihres fortgeschrittenen Alters überdurchschnittliche kognitive und körperliche Fähigkeiten bewahren. Diese Personen unterscheiden sich signifikant von der Mehrheit ihrer Altersgenossen, die üblicherweise einen altersbedingten Rückgang in Bereichen wie Gedächtnis, Aufmerksamkeit, Lernfähigkeit und allgemeiner kognitiver Leistungsfähigkeit erleben. SuperAger hingegen behalten ihre geistige Schärfe, Problemlösungsfähigkeit und oft auch ihre körperliche Fitness auf einem Niveau, das vergleichbar mit jüngeren Menschen ist, die 20 bis 30 Jahre jünger sind.

Kognitive Funktionen, die bei SuperAgern besonders gut erhalten bleiben, umfassen Gedächtnisleistungen (insbesondere das episodische Langzeit-Gedächtnis), Aufmerksamkeit, abstraktes Denken und die Fähigkeit, komplexe Aufgaben zu lösen. Dies steht im starken Gegensatz zum typischen Alterungsprozess, bei dem kognitive Fähigkeiten allmählich nachlassen. Normalerweise führen neuronale Degenerationsprozesse, der Abbau synaptischer Verbindungen und die Schrumpfung wichtiger Hirnregionen wie dem präfrontalen Kortex und dem Hippocampus zu einer Verschlechterung der kognitiven Fähigkeiten.

Der präfrontale Kortex, der für exekutive Funktionen wie Planen, Entscheiden und Problemlösen zuständig ist, schrumpft normalerweise mit dem Alter. Bei SuperAgern scheint dieser Abbauprozess jedoch verzögert oder sogar stark minimiert zu sein. Auch der anterior cinguläre Kortex, der für emotionale Regulation und die Steuerung von Aufmerksamkeit wichtig ist, bleibt bei SuperAgern häufig intakt und zeigt weniger altersbedingte Veränderungen.

Episodisches Gedächtnis

Das episodische Gedächtnis ist ein Teil des Langzeitgedächtnisses, das sich auf das Erinnern von persönlich erlebten Ereignissen und Erfahrungen bezieht. Es ermöglicht es uns, sich an spezifische Situationen oder Episoden aus der Vergangenheit zu erinnern, wie beispielsweise ein Treffen mit Freunden, einen Urlaub oder den ersten Schultag. Es umfasst nicht nur das Wissen um die Ereignisse selbst, sondern auch den Kontext, in dem sie stattfanden – zum Beispiel den Ort, die Zeit und die beteiligten Personen.

Das episodische Gedächtnis unterscheidet sich von anderen Gedächtnisformen, wie dem semantischen Gedächtnis, das sich auf das Wissen über Fakten und allgemeine Informationen bezieht, oder dem prozeduralen

Gedächtnis, das für das Erlernen von Fähigkeiten wie Fahrradfahren zuständig ist.

Im Alter kann das episodische Gedächtnis anfälliger für Beeinträchtigungen sein, was sich durch Schwierigkeiten beim Erinnern neuer Erlebnisse oder dem Abrufen vergangener Ereignisse äußern kann.

Ein weiteres Charakteristikum von SuperAgern ist, dass sie nicht nur kognitiv, sondern oft auch physisch auf einem höheren Niveau agieren. Es gibt Hinweise darauf, dass körperliche Fitness und Beweglichkeit ebenfalls länger erhalten bleiben, was auf eine mögliche Verbindung zwischen körperlicher Aktivität und der Erhaltung kognitiver Funktionen hinweist. Studien haben gezeigt, dass regelmäßige Bewegung, insbesondere Ausdauertraining, einen positiven Einfluss auf die Gehirngesundheit hat und möglicherweise die neurobiologischen Mechanismen fördert, die SuperAger schützen.

Forschungsgeschichte

Die wissenschaftliche Untersuchung des Phänomens der SuperAger ist relativ jung und hat erst in den letzten Jahrzehnten an Bedeutung gewonnen.

Der Begriff selbst wurde durch neurologische Studien geprägt, die erstmals auf die bemerkenswerten Unterschiede in der Gehirnstruktur und -funktion dieser Personen aufmerksam machten. Frühe Forschungen, die sich auf altersbedingte Veränderungen des Gehirns konzentrierten, erbrachten zunächst allgemeine

Erkenntnisse darüber, wie das menschliche Gehirn im Alter schrumpft und wie synaptische Verbindungen abgebaut werden. Doch dann wurde festgestellt, dass eine Gruppe von Menschen über 80 Jahren deutlich bessere kognitive Fähigkeiten aufwies, als man erwarten würde. Dies führte zu detaillierten Untersuchungen dieser Individuen, bei denen durch neuroanatomische Bildgebungsverfahren wie MRT (Magnetresonanztomographie) entdeckt wurde, dass ihre Gehirne Anzeichen von geringerem Volumenverlust aufwiesen, insbesondere in den Bereichen, die für Gedächtnis und Aufmerksamkeit verantwortlich sind.

Historisch gesehen erlangte der Begriff „SuperAger" Anfang der 2000er Jahre Bekanntheit, als Neurowissenschaftler und Gerontologen begannen, diese außergewöhnlichen Menschen systematisch zu erforschen. Zunächst konzentrierten sich die Studien darauf, die strukturellen Unterschiede in den Gehirnen von SuperAgern im Vergleich zu anderen älteren Erwachsenen zu untersuchen. Diese Forschungen zeigten, dass SuperAger eine größere Dichte an grauer Substanz im präfrontalen und anterior cingulären Kortex aufwiesen. Im Laufe der Zeit richteten Forscher jedoch ihre Aufmerksamkeit auch auf genetische und verhaltensbezogene Faktoren, um zu verstehen, warum diese Menschen so erfolgreich altern.

Die biologischen und genetischen Unterschiede waren ein erster Ansatzpunkt, um zu erklären, warum einige Menschen trotz ihres Alters noch geistig und körperlich so leistungsfähig sind. Es gibt Hinweise darauf, dass genetische Prädispositionen bei SuperAgern eine Rolle spielen. Bestimmte Gene, die mit Langlebigkeit und der kognitiven Gesundheit im Alter in Verbindung gebracht werden, könnten auch bei SuperAgern verstärkt vorhanden sein.

Gleichzeitig zeigte sich jedoch, dass genetische Faktoren allein nicht ausreichen, um das Phänomen vollständig zu erklären. Verhaltensfaktoren wie körperliche Aktivität, Ernährung, geistige Anregung und soziale Interaktionen tragen maßgeblich zur Erhaltung der kognitiven und körperlichen Gesundheit bei. Studien haben gezeigt, dass SuperAger oft einen sehr aktiven Lebensstil pflegen, der regelmäßige körperliche Bewegung, geistige Herausforderungen und eine gesunde Ernährung umfasst. Auch soziale Bindungen scheinen eine wichtige Rolle zu spielen, da soziale Isolation im Alter oft mit kognitiven Einbußen verbunden ist.

Im Laufe der Forschung wurde klar, dass SuperAger nicht nur biologisch interessante Subjekte sind, sondern auch gesellschaftlich und gesundheitspolitisch relevant. In Anbetracht der weltweit alternden Bevölkerung sind SuperAger ein positives Beispiel dafür, wie ein erfolgreiches und gesundes Altern aussehen kann. Sie bieten wertvolle Hinweise darauf, wie kognitive und körperliche Funktionen im Alter erhalten werden können und wie neurodegenerative Erkrankungen wie Demenz möglicherweise verzögert oder verhindert werden können. Ihre Lebensweise und ihre biologischen

Besonderheiten könnten als Grundlage für Präventionsprogramme und Interventionen dienen, die darauf abzielen, das Altern für die breite Bevölkerung gesünder
zu gestalten.

*Zusammenfassend lässt sich sagen, dass der Begriff „SuperA-
ger" Menschen beschreibt, die im hohen Alter außergewöhnlich gute kognitive und körperliche Fähigkeiten aufrechterhalten. Sie zeigen, dass der normale Alterungsprozess nicht unvermeidlich mit einem starken kognitiven oder körperlichen
Abbau verbunden sein muss. Stattdessen können genetische,
biologische und verhaltensbezogene Faktoren dazu beitragen,
das Gehirn und den Körper bis ins hohe Alter gesund zu erhalten. Die wissenschaftliche Untersuchung von SuperAgern
hat nicht nur zum Verständnis der Alterungsprozesse beige-
tragen, sondern auch Wege aufgezeigt, wie Menschen ihre
kognitive und körperliche Gesundheit im Alter fördern können.*

1.2. Bedeutung und Relevanz des Themas

Die Untersuchung von SuperAgern ist von großer wissenschaftlicher und gesellschaftlicher Bedeutung, insbesondere in einer Zeit, in der die Lebenserwartung weltweit steigt und immer mehr Menschen ein hohes Alter
erreichen. SuperAger bieten wertvolle Einblicke in die
Mechanismen des erfolgreichen Alterns, da sie zeigen,
dass der altersbedingte Rückgang kognitiver und körperlicher Fähigkeiten nicht zwangsläufig ist. Im Gegenteil, sie beweisen, dass es möglich ist, selbst im hohen
Alter auf einem Niveau zu funktionieren, das

vergleichbar mit wesentlich jüngeren Menschen ist. Diese Erkenntnisse haben sowohl für die Wissenschaft als auch für die Gesellschaft tiefgreifende Implikationen.

Aus wissenschaftlicher Sicht sind SuperAger von großem Interesse, da sie Forschern helfen, die biologischen, genetischen und verhaltensbezogenen Faktoren zu verstehen, die es manchen Menschen ermöglichen, besser und gesünder zu altern. Alterung ist ein komplexer Prozess, der auf zellulärer, genetischer und systemischer Ebene abläuft. Die meisten Menschen erleben im Laufe des Alters einen schrittweisen kognitiven Abbau, der durch die Schrumpfung bestimmter Gehirnregionen, den Verlust synaptischer Verbindungen und das Nachlassen der neuronalen Plastizität verursacht wird. SuperAger jedoch scheinen diesen Prozessen zu widerstehen, und die Erforschung ihrer Gehirne könnte zu neuen Erkenntnissen darüber führen, wie die Neurodegeneration verlangsamt oder sogar verhindert werden kann.

Die Neurowissenschaft ist besonders an den strukturellen und funktionalen Unterschieden in den Gehirnen von SuperAgern interessiert. Bildgebungsstudien haben gezeigt, dass SuperAger bestimmte Hirnregionen, insbesondere den präfrontalen Kortex und den anterior cingulären Kortex, besser erhalten können. Diese Regionen sind entscheidend für exekutive Funktionen, Gedächtnis und Aufmerksamkeit, die bei den meisten älteren Menschen im Alter abnehmen. Die genaue Untersuchung dieser Hirnstrukturen bei SuperAgern könnte Wissenschaftlern helfen zu verstehen, welche neuronalen Mechanismen und molekularen Prozesse den Erhalt der kognitiven Fähigkeiten ermöglichen. Es könnten auch neue therapeutische Ansätze entwickelt werden, um altersbedingten kognitiven Abbau bei der allgemeinen Bevölkerung zu verlangsamen.

Die Bedeutung der SuperAger-Forschung geht jedoch über die Neurowissenschaft hinaus. Sie ist auch für die Gerontologie und Medizin von großer Relevanz, da sie neue Perspektiven auf das Altern eröffnet und möglicherweise Wege aufzeigt, wie der Alterungsprozess in der breiten Bevölkerung verbessert werden kann. In der Gerontologie, die sich mit dem Alterungsprozess und den Herausforderungen des hohen Alters befasst, bieten SuperAger ein positives Modell für gesundes Altern. Sie könnten als Grundlage für die Entwicklung von Präventionsstrategien dienen, die darauf abzielen, nicht nur das Leben zu verlängern, sondern auch die Lebensqualität im Alter zu verbessern. Das Konzept des „gesunden Alterns" ist ein zentrales Thema in der modernen Gerontologie, und die Untersuchung von SuperAgern könnte dazu beitragen, dieses Ziel in größerem Maßstab zu erreichen.

Auch für die Medizin sind die Erkenntnisse über SuperAger von großem Nutzen. Alterung ist einer der wichtigsten Risikofaktoren für eine Vielzahl von Krankheiten, einschließlich neurodegenerativer Erkrankungen wie Alzheimer, Parkinson und Demenz. Wenn es gelingt, die Mechanismen zu entschlüsseln, die SuperAgern helfen, kognitive und körperliche Funktionen zu erhalten, könnten neue Präventions- und Behandlungsstrategien entwickelt werden, um diese altersbedingten Krankheiten zu verhindern oder ihre Entwicklung zu verlangsamen. Darüber hinaus könnte die SuperAger-Forschung dazu beitragen, medizinische Interventionen auf individueller Ebene zu verbessern, indem sie personalisierte Ansätze entwickelt, die auf den spezifischen genetischen und biologischen Merkmalen eines Patienten basieren.

Gesellschaftlich betrachtet hat das Phänomen der SuperAger ebenfalls eine hohe Relevanz. In den meisten modernen Gesellschaften steigt der Anteil der älteren Bevölkerung stetig an, und damit auch die Herausforderungen, die mit dem Altern einhergehen. Altersbedingte Krankheiten und der Verlust der Unabhängigkeit stellen nicht nur für die Betroffenen selbst, sondern auch für die Gesundheitssysteme und die Wirtschaft eine enorme Belastung dar. Die Erkenntnisse aus der SuperAger-Forschung könnten dazu beitragen, diesen Belastungen entgegenzuwirken, indem sie zeigen, wie ältere Menschen länger gesund und aktiv bleiben können. Wenn es gelingt, mehr Menschen zu befähigen, ähnlich wie SuperAger zu altern, könnten die Kosten für das Gesundheitswesen gesenkt und die Lebensqualität im Alter erheblich verbessert werden.

Ein weiterer gesellschaftlicher Aspekt ist die Veränderung des Altersbildes. In vielen Kulturen wird Altern oft negativ konnotiert, verbunden mit Schwäche, Krankheit und Abhängigkeit. SuperAger jedoch bieten ein

Gegenbild zu diesen Stereotypen. Sie zeigen, dass es möglich ist, auch im hohen Alter noch aktiv, unabhängig und geistig fit zu bleiben. Dieses positive Bild des Alterns könnte dazu beitragen, das allgemeine Altersbild in der Gesellschaft zu verändern und Altersdiskriminierung zu bekämpfen. Es könnte auch ältere Menschen motivieren, proaktiv Maßnahmen zu ergreifen, um ihre Gesundheit zu fördern, sei es durch regelmäßige Bewegung, geistige Herausforderungen oder soziale Interaktionen.

Zusammenfassend lässt sich sagen, dass die Untersuchung von SuperAgern aus mehreren Gründen von großer Bedeutung ist. Wissenschaftlich könnten sie helfen, die Mechanismen des erfolgreichen Alterns besser zu verstehen und neue Strategien zur Prävention von altersbedingten Erkrankungen zu entwickeln. Gesellschaftlich könnten sie als Modell für ein positives Altern dienen und dazu beitragen, das Altersbild in der Bevölkerung zu verändern. Die Erforschung von SuperAgern hat das Potenzial, tiefgreifende Auswirkungen auf die Art und Weise zu haben, wie wir Altern sehen und wie wir mit den Herausforderungen einer alternden Gesellschaft umgehen.

1.3. Forschungsfragen und Ziele der Untersuchung

Die grundlegende Frage, die sich durch die gesamte Forschung zieht, lautet: Was unterscheidet SuperAger von anderen älteren Menschen?

Dies ist der Ausgangspunkt, um zu verstehen, wie einige Menschen auch im hohen Alter außergewöhnlich gute kognitive und körperliche Fähigkeiten aufrechterhalten können, während die Mehrheit ihrer Altersgenossen typischerweise einen altersbedingten Abbau dieser Funktionen erlebt.

Eine der Hauptfragen in der Forschung zu SuperAgern dreht sich um die genetischen Faktoren, die möglicherweise eine Rolle dabei spielen, diesen kognitiven Abbau zu verhindern oder zu verzögern. Wissenschaftler untersuchen, ob bestimmte Gene, die mit Langlebigkeit oder der Erhaltung kognitiver Fähigkeiten assoziiert sind, bei SuperAgern häufiger vorkommen. Genetische Studien könnten Aufschluss darüber geben, ob es eine erbliche Komponente gibt, die es bestimmten Individuen ermöglicht, ihre kognitiven und körperlichen Fähigkeiten besser zu erhalten als andere.

Insbesondere wird die Frage untersucht, ob SuperAger genetisch besser in der Lage sind, ihre Gehirnzellen zu schützen oder zu reparieren, und ob bestimmte Gene die Widerstandsfähigkeit gegen neurodegenerative Prozesse erhöhen.

Neben genetischen Faktoren stehen auch die biologischen Mechanismen im Mittelpunkt der Forschung. Eine der zentralen Fragen lautet, ob SuperAger biologisch anders altern als der Durchschnitt. Diese Frage bezieht sich auf die strukturellen und funktionalen Unterschiede in ihren Gehirnen. Es gibt Hinweise darauf, dass SuperAger ein geringeres Maß an neuronaler

Degeneration erfahren, insbesondere in den Hirnregionen, die für kognitive Funktionen wie Gedächtnis, Aufmerksamkeit und exekutive Steuerung verantwortlich sind. Bildgebende Verfahren wie die Magnetresonanztomographie (MRT) haben gezeigt, dass die Hirnstrukturen von SuperAgern, insbesondere der präfrontale Kortex und der anterior cinguläre Kortex, weniger stark schrumpfen als bei anderen älteren Menschen.

Eine zentrale Forschungsfrage ist daher: Welche biologischen Mechanismen tragen zum Schutz dieser Hirnregionen bei? Ist es die neuronale Plastizität, also die Fähigkeit des Gehirns, sich an Veränderungen anzupassen und neue Verbindungen zu bilden, die SuperAger von anderen unterscheidet? Oder spielen andere molekulare Mechanismen wie eine effizientere Reparatur von DNA-Schäden oder eine geringere Anfälligkeit für entzündliche Prozesse eine Rolle?

Ein weiterer wichtiger Bereich der Forschung konzentriert sich auf die verhaltensbezogenen Faktoren, die zur Erhaltung der kognitiven Fähigkeiten bei SuperAgern beitragen. Die Frage lautet hier: Inwieweit beeinflussen Lebensstil, Ernährung, körperliche Aktivität und soziale Interaktionen die Fähigkeit, kognitive Funktionen zu erhalten? Studien zeigen, dass SuperAger oft einen besonders aktiven Lebensstil pflegen, der regelmäßige körperliche Bewegung und geistige Herausforderungen umfasst.

Diese Menschen sind häufig in soziale Aktivitäten eingebunden und stehen in engem Kontakt mit Freunden und Familie. Solche sozialen Interaktionen könnten die kognitive Reserve erhöhen, ein Konzept, das beschreibt, wie das Gehirn durch Bildung, Berufserfahrung und soziale Aktivitäten zusätzliche „Reserven" aufbaut, die es ihm ermöglichen, dem altersbedingten Abbau besser entgegenzuwirken. Hier stellt sich die Frage: Können SuperAger durch ihre Lebensweise eine höhere kognitive Reserve aufbauen, die sie vor dem altersbedingten kognitiven Abbau schützt?

Die Ernährung ist ein weiterer potenzieller Schlüsselfaktor, der in der Forschung zu SuperAgern untersucht wird. Die Frage ist: Gibt es bestimmte Ernährungsgewohnheiten oder Diäten, die den Alterungsprozess verlangsamen und kognitive Funktionen schützen können? Einige Studien deuten darauf hin, dass bestimmte Diäten, wie die Mittelmeerdiät, die reich an Antioxidantien und entzündungshemmenden Nährstoffen ist, einen schützenden Effekt auf das Gehirn haben könnten. Weitere Untersuchungen sind jedoch erforderlich, um festzustellen, ob SuperAger bestimmte Ernährungsgewohnheiten haben, die zu ihrer außergewöhnlichen kognitiven Gesundheit beitragen.

Zusätzlich zu diesen spezifischen Faktoren versuchen Wissenschaftler, das Zusammenspiel von genetischen, biologischen und verhaltensbezogenen Mechanismen zu verstehen, das zu der Erhaltung kognitiver Fähigkeiten bei SuperAgern führt. Die Forschung stellt sich daher die Frage: Wie interagieren diese verschiedenen Faktoren, um erfolgreiches Altern zu ermöglichen? Es könnte sein, dass SuperAger eine Kombination aus genetischen Vorteilen, biologischer Widerstandsfähigkeit und einem gesunden Lebensstil haben, die es ihnen ermöglicht, besser zu altern als andere. Diese Frage ist besonders wichtig, da sie darauf hindeutet, dass erfolgreiches Altern nicht nur auf genetische Veranlagung zurückzuführen ist, sondern auch durch veränderbare Verhaltensweisen und Umwelteinflüsse beeinflusst werden kann.

Ein weiteres Ziel der Forschung ist es, die Mechanismen zu identifizieren, die erfolgreiches Altern ermöglichen, und zu verstehen, wie diese Erkenntnisse genutzt werden können, um der breiten Bevölkerung zu helfen. Hier stellt sich die zentrale Frage: Welche dieser Faktoren sind modifizierbar, und wie können sie genutzt werden, um Präventionsstrategien zu entwickeln, die das Altern für die Allgemeinbevölkerung gesünder machen? Wenn es gelingt, bestimmte Lebensgewohnheiten oder Therapien zu identifizieren, die die kognitive Gesundheit im Alter fördern, könnten diese Erkenntnisse in Programme zur Förderung des gesunden Alterns einfließen. Dies könnte sowohl auf individueller Ebene (durch Empfehlungen für eine gesunde Lebensführung) als auch auf gesellschaftlicher Ebene (durch Gesundheitsstrategien und Präventionsprogramme) geschehen.

Schließlich richtet sich die Forschung auch darauf, praktische Anwendungen und therapeutische Ansätze zu entwickeln, die auf den Erkenntnissen über SuperAger basieren. Ein Ziel könnte sein, präventive Maßnahmen zu entwickeln, die kognitive Beeinträchtigungen bei älteren Menschen verhindern oder verlangsamen. Hierbei stellt sich die Frage: Wie können die Erkenntnisse aus der SuperAger-Forschung genutzt werden, um neurodegenerative Erkrankungen wie Alzheimer zu verhindern oder deren Fortschreiten zu verlangsamen? Die Entdeckung der Mechanismen, die SuperAgern helfen, ihre kognitive Gesundheit zu erhalten, könnte zu neuen Behandlungsansätzen führen, die auch anderen älteren Menschen zugutekommen.

Zusammengefasst lässt sich sagen, dass die zentralen Forschungsfragen zur Untersuchung von SuperAgern darauf abzielen, die genetischen, biologischen und verhaltensbezogenen Faktoren zu identifizieren, die zur Erhaltung der kognitiven Fähigkeiten im Alter beitragen. Das übergeordnete Ziel ist es, die Mechanismen zu entschlüsseln, die erfolgreiches Altern ermöglichen, und zu verstehen, wie diese Erkenntnisse genutzt werden können, um Präventions- und Behandlungsstrategien zu entwickeln, die das Altern gesünder und produktiver gestalten.

2. Biologische Grundlagen der SuperAger

2.1. Neurowissenschaftliche Perspektiven

Der Abschnitt zur Neurowissenschaftlichen Perspektive der SuperAger-Forschung untersucht die strukturellen und funktionalen Unterschiede in den Gehirnen von SuperAgern im Vergleich zu normal alternden Menschen.

Diese neuroanatomischen Studien bieten wichtige Einblicke in die biologischen Mechanismen, die es ermöglichen, kognitive Funktionen auch im hohen Alter aufrechtzuerhalten. Im Mittelpunkt stehen dabei vor allem der präfrontale Kortex und der anterior cinguläre Kortex – zwei Gehirnregionen, die für höhere kognitive Funktionen entscheidend sind.

Der präfrontale Kortex ist für eine Reihe von exekutiven Funktionen verantwortlich, die das menschliche Denken, Planen, Entscheiden und Handeln steuern. Diese Hirnregion, die sich im vorderen Teil des Gehirns befindet, spielt eine zentrale Rolle bei der Problemlösung, der Impulskontrolle, dem Arbeitsgedächtnis und der flexiblen Anpassung an neue Situationen. Normalerweise zeigt der präfrontale Kortex im Laufe des Alterns eine Abnahme der grauen Substanz, was mit einem Rückgang dieser exekutiven Funktionen einhergeht. Studien an SuperAgern haben jedoch gezeigt, dass dieser Bereich bei ihnen in einem bemerkenswert guten Zustand bleibt. Er schrumpft deutlich weniger im Vergleich zu normal alternden Menschen, was zur Aufrechterhaltung ihrer kognitiven Fähigkeiten beiträgt. Diese Erkenntnisse legen nahe, dass die Integrität des präfrontalen Kortex eine Schlüsselrolle bei der Erhaltung der kognitiven Leistungsfähigkeit im Alter spielt.

Eine der größten Herausforderungen des Alterns ist der Rückgang der exekutiven Funktionen, die vom präfrontalen Kortex gesteuert werden. Dieser Rückgang beeinträchtigt die Fähigkeit, Entscheidungen zu treffen, neue Informationen zu verarbeiten und angemessen auf sich ändernde Umstände zu reagieren. Da der präfrontale Kortex bei SuperAgern besser erhalten ist, zeigen sie in diesen Bereichen eine deutlich bessere Leistung. Es wird vermutet, dass die höhere Dichte an grauer Substanz und die stärkeren neuronalen Verbindungen in dieser Region es SuperAgern ermöglichen, die altersbedingten Beeinträchtigungen der exekutiven Funktionen zu umgehen. Hier könnte auch die Rolle der neuronalen Plastizität ins Spiel kommen – die Fähigkeit des Gehirns, neue Verbindungen zu bilden und bestehende Verbindungen zu reorganisieren. Bei SuperAgern scheint diese Plastizität im präfrontalen Kortex stärker ausgeprägt zu sein, was es ihnen ermöglicht, auch im hohen Alter geistig flexibel zu bleiben.

Der anterior cinguläre Kortex (ACC), eine weitere Hirnregion, die bei SuperAgern besser erhalten bleibt, ist für die emotionale Regulation und die Aufmerksamkeitssteuerung verantwortlich. Der ACC ist Teil des limbischen Systems, das an der Verarbeitung von Emotionen beteiligt ist, und fungiert als eine Art Brücke zwischen emotionalen und kognitiven Prozessen. Er hilft dabei, Emotionen zu regulieren, Stress zu bewältigen und die Aufmerksamkeit auf wichtige Reize zu fokussieren. Eine gute Funktion des ACC ist daher unerlässlich für die Bewältigung von Herausforderungen und die Aufrechterhaltung der geistigen Gesundheit im Alter.

Bei normal alternden Menschen ist der ACC oft von einem Verlust der grauen Substanz betroffen, was zu einer Beeinträchtigung der Aufmerksamkeitssteuerung und der emotionalen Stabilität führen kann. Dieser Rückgang kann sich negativ auf die Fähigkeit auswirken, mit Stress und Frustration umzugehen, was wiederum die kognitiven Funktionen beeinträchtigen kann. Bei SuperAgern hingegen zeigt der ACC eine geringere altersbedingte Degeneration, was es ihnen ermöglicht, emotional stabil zu bleiben und ihre Aufmerksamkeit besser zu steuern. Diese Fähigkeit, Emotionen und Stress effizient zu regulieren, könnte ein entscheidender Faktor sein, der ihnen hilft, ihre kognitiven Fähigkeiten zu bewahren. Es ist bekannt, dass chronischer Stress negative Auswirkungen auf die Gehirngesundheit hat und den kognitiven Abbau beschleunigen kann. Der Erhalt des ACC bei SuperAgern könnte daher ein Schutzmechanismus sein, der es ihnen ermöglicht, Stress besser zu bewältigen und kognitive Einbußen zu verhindern.

Ein weiterer wichtiger Aspekt der Neurowissenschaftlichen Perspektive ist der Hippocampus, der für das Gedächtnis, insbesondere für das Langzeitgedächtnis und das räumliche Gedächtnis, von zentraler Bedeutung ist.

Der Hippocampus ist eine der ersten Hirnregionen, die bei neurodegenerativen Erkrankungen wie Alzheimer betroffen ist, und schrumpft auch bei normalem Altern signifikant. Obwohl der Fokus der SuperAger-Forschung oft auf dem präfrontalen und dem anterior cingulären Kortex liegt, deuten einige Studien darauf hin, dass auch der Hippocampus bei SuperAgern in einem besseren Zustand ist. Diese Region zeigt bei ihnen weniger Schrumpfung, was auf eine mögliche Resistenz gegenüber neurodegenerativen Prozessen hinweist. Der Erhalt des Hippocampus könnte erklären, warum SuperAger ein besseres episodisches Gedächtnis haben als andere ältere Menschen. Ein gut funktionierender Hippocampus ermöglicht es ihnen, neue Informationen effizienter zu verarbeiten und sich besser an vergangene Ereignisse zu erinnern.

Zusätzlich zur Untersuchung dieser spezifischen Hirnregionen beleuchten neuroanatomische Studien auch die Vernetzung des Gehirns bei SuperAgern. Es hat sich gezeigt, dass SuperAger ein höheres Maß an funktionaler Konnektivität zwischen verschiedenen Hirnregionen aufweisen, was bedeutet, dass ihre Gehirnareale besser zusammenarbeiten. Diese stärkere Vernetzung könnte ebenfalls dazu beitragen, dass SuperAger kognitive Aufgaben effizienter bewältigen können, indem sie mehrere Hirnregionen gleichzeitig aktivieren. Die gute funktionale Konnektivität trägt wahrscheinlich zur Aufrechterhaltung komplexer kognitiver Fähigkeiten wie Problemlösung, Multitasking und abstraktes Denken bei.

Ein weiterer bemerkenswerter Unterschied in den Gehirnen von SuperAgern ist die geringere Ablagerung von Beta-Amyloid und Tau-Proteinen, die charakteristische Marker neurodegenerativer Erkrankungen wie Alzheimer sind. Obwohl diese Ablagerungen im Gehirn vieler älterer Menschen auftreten, scheinen SuperAger weniger anfällig für die Ansammlung dieser schädlichen Proteine zu sein, was möglicherweise zur Erhaltung ihrer Gehirnstrukturen und kognitiven Funktionen beiträgt.

Zusammenfassend lässt sich sagen, dass die neurowissenschaftliche Forschung zu SuperAgern zeigt, dass ihre Gehirne in mehreren Schlüsselregionen – insbesondere dem präfrontalen Kortex, dem anterior cingulären Kortex und möglicherweise auch dem Hippocampus – besser erhalten sind. Diese Hirnregionen spielen eine zentrale Rolle bei der Ausführung höherer kognitiver Funktionen und der emotionalen Regulation, die entscheidend für ein erfolgreiches Altern sind. Der Erhalt dieser Regionen könnte durch eine Kombination aus genetischer Prädisposition, biologischen Mechanismen wie neuronaler Plastizität und einem gesunden Lebensstil gefördert werden. Die Erforschung der neuroanatomischen Unterschiede bei SuperAgern bietet wertvolle Hinweise darauf, wie das Gehirn widerstandsfähig gegen den altersbedingten Abbau bleiben kann, und könnte zu neuen Ansätzen in der Prävention und Behandlung von altersbedingten kognitiven Erkrankungen führen.

2.2. Genetische Faktoren

Dieser Abschnitt über genetische Faktoren in der Forschung zu SuperAgern beleuchtet, inwieweit genetische Prädispositionen zu erfolgreichem Altern beitragen und wie diese Faktoren mit Langlebigkeit und kognitiver Gesundheit im Alter zusammenhängen.

Die Frage, ob bestimmte Gene Menschen zu „SuperAgern" machen, hat in den letzten Jahrzehnten zunehmend an Bedeutung gewonnen, da Fortschritte in der Genomforschung es ermöglichen, die genetischen Grundlagen des Alterns besser zu verstehen.

Genetische Prädispositionen und Langlebigkeit

Die genetische Komponente des Alterns wird schon seit Langem erforscht, insbesondere im Hinblick auf Langlebigkeit. Studien an Familien, Zwillingen und Populationen von besonders langlebigen Menschen haben gezeigt, dass genetische Faktoren eine Rolle dabei spielen, wie lange und wie gesund ein Mensch lebt.

Schätzungen gehen davon aus, dass etwa 20 bis 30 % der Variation in der menschlichen Lebensspanne auf genetische Faktoren zurückzuführen sind (Herskind et al., 1996), während die restlichen 70 bis 80 % durch Umweltfaktoren und den Lebensstil beeinflusst werden (Fraser & Shavlik, 2001).

In genetischen Studien zu SuperAgern haben Wissenschaftler spezifische Gene identifiziert, die mit einem längeren und gesünderen Leben assoziiert sind. Ein bekanntes Beispiel ist das FOXO3-Gen, das mit Langlebigkeit in Verbindung gebracht wurde. Dieses Gen kodiert für ein Protein, das eine Schlüsselrolle bei der Regulierung der Zellalterung und des zellulären Reparaturprozesses spielt. Untersuchungen haben gezeigt, dass Menschen mit bestimmten Varianten des FOXO3-Gens eine höhere Wahrscheinlichkeit haben, das 100. Lebensjahr zu erreichen und dabei kognitiv und körperlich gesund zu bleiben. FOXO3 ist an der Regulation von Apoptose (programmiertem Zelltod) und der Zellreparatur beteiligt, was möglicherweise dazu beiträgt, dass SuperAger weniger anfällig für altersbedingte Zellschäden sind. Diese genetische Robustheit könnte einer der Gründe sein, warum bestimmte Menschen besser in der Lage sind, die kognitiven und körperlichen Herausforderungen des Alterns zu bewältigen.

Ein weiteres wichtiges Gen, das mit Langlebigkeit und kognitiver Gesundheit in Verbindung steht, ist APOE (Apolipoprotein E). Insbesondere die Variante APOE ε4 wurde als einer der stärksten genetischen Risikofaktoren für die Entwicklung der Alzheimer-Krankheit identifiziert. Menschen mit der APOE ε4-Variante haben ein höheres Risiko, im Alter an Alzheimer zu erkranken. Im Gegensatz dazu gibt es jedoch auch Varianten wie APOE ε2, die möglicherweise vor neurodegenerativen Erkrankungen schützen und zur Erhaltung der kognitiven Funktionen beitragen. Interessanterweise scheinen SuperAger seltener Träger der APOE ε4-Variante zu sein, was darauf hindeutet, dass sie genetisch weniger anfällig für neurodegenerative Prozesse sind. APOE spielt eine Rolle im Fettstoffwechsel und beeinflusst die Gesundheit von Neuronen und Synapsen, was zeigt, wie eng die genetischen Faktoren mit der zellulären Gesundheit und den Alterungsprozessen des Gehirns verknüpft sind.

Neben diesen spezifischen Genen gibt es eine Vielzahl weiterer genetischer Varianten, die bei der Erhaltung der kognitiven Gesundheit eine Rolle spielen könnten. Studien zur Telomerase-Aktivität sind ein weiterer Forschungsbereich, der mit SuperAgern in Verbindung gebracht wird. Telomere sind die Schutzkappen am Ende von Chromosomen, die bei jeder Zellteilung kürzer werden. Die Länge der Telomere wird oft als Indikator für zelluläre Alterung angesehen. Eine höhere Aktivität des TERT-Gens (das die Telomerase produziert) könnte dazu beitragen, die Telomerlänge aufrechtzuerhalten und somit den Alterungsprozess zu verlangsamen. Bei SuperAgern könnte eine überdurchschnittliche Telomerase-Aktivität eine Rolle spielen, indem sie den Zellen hilft, sich länger zu regenerieren und weniger anfällig für altersbedingte Schäden zu sein.

Genetische Variabilität und Neuroplastizität

Ein weiterer genetischer Faktor, der möglicherweise zur Erhaltung der kognitiven Gesundheit bei SuperAgern beiträgt, ist die Fähigkeit des Gehirns zur Neuroplastizität, also die Fähigkeit, neue neuronale Verbindungen zu bilden und bestehende zu stärken. Verschiedene Gene, die an der Regulation von Wachstumsfaktoren und Neurotransmittern beteiligt sind, können hierbei eine Rolle spielen. Zum Beispiel wird das BDNF-Gen (Brain-Derived Neurotrophic Factor) untersucht, das ein Protein produziert, das für das Überleben und das Wachstum von Neuronen wichtig ist. Höhere BDNF-Spiegel sind mit einer besseren kognitiven Leistung und einem verringerten Risiko für neurodegenerative Erkrankungen verbunden. Bei SuperAgern könnten genetische Variationen, die die Produktion von BDNF fördern, eine wichtige Rolle bei der Erhaltung der neuronalen Gesundheit spielen.

Multifaktorielle genetische Einflüsse

Es ist wichtig zu betonen, dass es unwahrscheinlich ist, dass ein einzelnes Gen für das erfolgreiche Altern verantwortlich ist. Stattdessen scheint es sich um einen multifaktoriellen genetischen Einfluss zu handeln, bei dem eine Vielzahl von Genen gemeinsam das Risiko für altersbedingte kognitive und körperliche Beeinträchtigungen beeinflussen. Dies bedeutet, dass bei SuperAgern eine Vielzahl von genetischen Faktoren zusammenwirken, um einen Schutzmechanismus zu schaffen, der sowohl neurodegenerative Prozesse als auch altersbedingte körperliche Verschlechterungen verlangsamt. Einige dieser Gene könnten die zelluläre Reparation und Regeneration unterstützen, andere könnten entzündungshemmende Eigenschaften haben oder das Gehirn widerstandsfähiger gegen Stress machen.

35

Erbliche Faktoren im Vergleich zu Umweltfaktoren

Eine zentrale Frage in der Forschung zu SuperAgern ist die Abwägung zwischen erblichen Faktoren und Umweltfaktoren.

Während genetische Prädispositionen zweifellos eine Rolle spielen, ist klar, dass Gene allein nicht das Phänomen der SuperAger vollständig erklären können.

Zwillingsstudien zeigen, dass Umwelt- und Lebensstilfaktoren, wie körperliche Aktivität, Ernährung, geistige Stimulation und soziale Interaktionen, ebenfalls entscheidend für die Erhaltung der kognitiven Funktionen sind. Zum Beispiel könnten genetische Faktoren bestimmen, wie widerstandsfähig ein Mensch gegenüber Zellschäden oder neurodegenerativen Prozessen ist, während Umweltfaktoren bestimmen, wie oft das Gehirn durch geistige und körperliche Aktivitäten stimuliert wird, was zur Erhaltung der kognitiven Reserve beiträgt.

Eine zentrale Erkenntnis aus Zwillingsstudien ist, dass genetische Faktoren bestimmen können, wie widerstandsfähig eine Person gegenüber Zellschäden oder neurodegenerativen Prozessen ist. Diese sogenannte genetische Resilienz wirkt sich darauf aus, wie das Gehirn auf schädliche Einflüsse reagiert. Gleichzeitig beeinflussen Umwelt- und Lebensstilfaktoren maßgeblich die kognitive Reserve, also die Fähigkeit des Gehirns, trotz Hirnschäden oder neuronalen Verlusts weiterhin gut zu funktionieren.

Beispielsweise hat die **Finnish Twin Study on Aging** gezeigt, dass körperliche Aktivität im mittleren Lebensalter mit einem verringerten Risiko für Demenz und einer besseren kognitiven Funktion im Alter verbunden ist. In ähnlicher Weise fand eine Studie der **Swedish Adoption/Twin Study of Aging (SATSA)** heraus, dass geistige Stimulation in Form von lebenslangem Lernen und intellektuellen Aktivitäten die kognitive Reserve stärkt und den kognitiven Abbau verzögern kann.

Eine andere bemerkenswerte Studie ist die **National Swedish Adoption/Twin Study of Aging,** die darauf hinweist, dass soziale Interaktionen, insbesondere regelmäßige und qualitativ hochwertige soziale Beziehungen, das Risiko für Alzheimer und andere Formen von Demenz reduzieren können. In dieser Studie wurde zudem festgestellt, dass das Ausmaß, in dem Umweltfaktoren eine Rolle spielen, von genetischen Prädispositionen abhängen kann, was bedeutet, dass Umweltfaktoren potenziell stärkere Effekte bei Individuen mit geringerer genetischer Resilienz haben.

Epigenische Faktoren

Es gibt auch Hinweise darauf, dass epigenetische Faktoren, also Veränderungen in der Genexpression, die durch Umweltfaktoren beeinflusst werden, eine Rolle im erfolgreichen Altern spielen könnten. Epigenetik beschreibt, wie bestimmte Gene aktiviert oder deaktiviert werden, ohne dass die zugrunde liegende DNA-Sequenz verändert wird. Diese epigenetischen

Veränderungen können durch Ernährung, Stress, Bewegung und andere Lebensstilfaktoren beeinflusst werden und könnten erklären, warum SuperAger trotz ähnlicher genetischer Ausgangslage wie ihre Altersgenossen gesünder altern. Epigenetische Mechanismen könnten es SuperAgern ermöglichen, genetische Vorteile zu nutzen, um altersbedingte degenerative Prozesse zu verlangsamen oder zu verhindern.

Forschung und zukünftige Entwicklungen

Die genetische Forschung zu SuperAgern steht noch am Anfang, und es gibt viele offene Fragen. Zukünftige Studien werden auf die Identifizierung weiterer genetischer Varianten abzielen, die mit erfolgreichem Altern und der Erhaltung der kognitiven Gesundheit im Alter zusammenhängen. Der Einsatz von genomweiten Assoziationsstudien (GWAS) könnte helfen, neue Gene zu identifizieren, die bisher unentdeckt geblieben sind. Darüber hinaus könnte die Untersuchung von epigenetischen Modifikationen weitere Aufschlüsse darüber geben, wie Umweltfaktoren die Genexpression beeinflussen und somit zur Erhaltung der kognitiven Funktionen beitragen.

Zusammenfassend lässt sich sagen, dass genetische Faktoren zweifellos eine Rolle im erfolgreichen Altern und bei SuperAgern spielen. Bestimmte Gene, wie FOXO3, APOE und BDNF, scheinen dabei besonders wichtig zu sein, indem sie die zelluläre Gesundheit und die Fähigkeit zur Neuroplastizität unterstützen. Dennoch ist klar, dass Gene allein nicht ausreichen, um das Phänomen der SuperAger zu erklären. Es ist das Zusammenspiel von genetischer Prädisposition, epigenetischen Modifikationen und umweltbedingten Lebensstilfaktoren, das letztendlich bestimmt, wie erfolgreich ein Mensch altert. Zukünftige Forschung könnte dazu beitragen, dieses Zusammenspiel besser zu verstehen und neue Ansätze zur Förderung eines gesunden Alterns zu entwickeln.

2.3. Molekulare Mechanismen der Alterung

Der Abschnitt über die molekularen Mechanismen der Alterung konzentriert sich auf die zellulären und biochemischen Prozesse, die den Alterungsprozess beeinflussen. Bei SuperAgern, die trotz fortgeschrittenen Alters außergewöhnlich gute kognitive und körperliche Funktionen beibehalten, gibt es Hinweise darauf, dass einige dieser molekularen Mechanismen effizienter arbeiten und so den biologischen Alterungsprozess verlangsamen. Im Folgenden werden die Schlüsselmechanismen erörtert, die im Kontext der Alterung und speziell bei SuperAgern eine Rolle spielen.

Die Rolle von Telomeren

Telomere sind sich wiederholende DNA-Sequenzen am Ende der Chromosomen, die als Schutzkappen fungieren und die Stabilität des Genoms während der Zellteilung gewährleisten. Bei jeder Zellteilung verkürzen sich die Telomere, was einen der grundlegenden Mechanismen des Alterns darstellt. Wenn die Telomere zu kurz werden, können die Zellen sich nicht mehr teilen und treten in einen Zustand der Seneszenz ein oder sterben ab. Diese Verkürzung der Telomere gilt als einer der Hauptfaktoren, die den zellulären Alterungsprozess beeinflussen, und ist mit verschiedenen altersbedingten Erkrankungen, einschließlich kognitivem Verfall, assoziiert.

Bei SuperAgern gibt es Hinweise darauf, dass ihre Telomere im Vergleich zu normalen älteren Menschen langsamer verkürzt werden. Dies könnte auf eine höhere Aktivität des Enzyms Telomerase zurückzuführen sein, das die Telomere wieder verlängern kann. Telomerase ist in den meisten Zellen nur wenig aktiv, aber bei einigen Individuen, einschließlich SuperAgern, scheint die Aktivität höher zu sein. Eine verstärkte Telomerase-Aktivität könnte den Zellen von SuperAgern ermöglichen, länger funktionsfähig zu bleiben, indem sie die schädlichen Auswirkungen der Telomerverkürzung hinauszögert. Dies könnte ein Grund sein, warum SuperAger weniger von altersbedingten Erkrankungen betroffen sind und länger körperlich und kognitiv leistungsfähig bleiben.

Zellteilung und DNA-Reparaturmechanismen

Im Laufe des Lebens werden Zellen ständig geschädigt, sei es durch Umwelteinflüsse wie UV-Strahlung und Umweltgifte oder durch normale Stoffwechselprozesse, die freie Radikale produzieren. Diese Schäden betreffen häufig die DNA und führen zu Mutationen, die den Alterungsprozess beschleunigen können.

Eine der Hypothesen, warum SuperAger langsamer altern, ist, dass ihre Zellen eine bessere Fähigkeit zur DNA-Reparatur besitzen. DNA-Schäden sind ein normaler Teil des Lebens, aber bei normalen alternden Menschen nimmt die Fähigkeit, diese Schäden zu reparieren, mit dem Alter ab. Dies führt zu einer Anhäufung von Mutationen, die die Zellfunktion beeinträchtigen und zu Zellalterung und Tod führen.

Bei SuperAgern könnte die Effizienz der DNA-Reparaturmechanismen eine Schlüsselrolle spielen. Es gibt verschiedene DNA-Reparaturwege, darunter die Basenexzisionsreparatur (BER) und die Nukleotidexzisionsreparatur (NER), die spezifische DNA-Schäden korrigieren. Studien haben gezeigt, dass Menschen mit effizienteren DNA-Reparaturmechanismen oft weniger anfällig für altersbedingte Erkrankungen sind. Wenn die Zellen von SuperAgern weniger DNA-Schäden akkumulieren, bleiben sie funktionell aktiver, was die Aufrechterhaltung von Gehirn- und Körperfunktionen begünstigt. Die Fähigkeit, DNA-Schäden effizient zu reparieren, könnte auch mit der Aktivität von bestimmten Genen wie FOXO3 zusammenhängen, die sowohl Langlebigkeit als auch zelluläre Reparatur fördern.

Autophagie und Proteinhomöostase

Ein weiterer entscheidender molekularer Mechanismus, der das Altern beeinflusst, ist die Autophagie, ein Prozess, bei dem Zellen beschädigte oder nicht mehr benötigte Bestandteile abbauen und recyceln. Die

Autophagie ist entscheidend für die Aufrechterhaltung der Zellgesundheit und verhindert die Anhäufung von Fehlfunktionen verursachenden Proteinen, die im Alter häufig auftreten. Eine ineffiziente Autophagie kann zur Ansammlung von toxischen Proteinen führen, die Neurodegenerationen wie Alzheimer fördern.

Bei SuperAgern könnte die Autophagie besser funktionieren, was bedeutet, dass ihre Zellen beschädigte Proteine und Organellen effektiver abbauen und ersetzen können. Diese effiziente zelluläre „Reinigungsfunktion" könnte dazu beitragen, altersbedingte Krankheiten zu verhindern und die Zellfunktion aufrechtzuerhalten.

Proteinhomöostase (Proteostase) beschreibt die Fähigkeit einer Zelle, ein Gleichgewicht zwischen der Produktion, dem Falten und dem Abbau von Proteinen zu halten. Bei normalem Altern gerät dieses Gleichgewicht oft aus den Fugen, was zu der Bildung toxischer Proteinaggregate führen kann, wie sie bei neurodegenerativen Erkrankungen zu beobachten sind. Die Fähigkeit von SuperAgern, die Proteinhomöostase aufrechtzuerhalten, könnte ein Grund dafür sein, dass sie weniger anfällig für Krankheiten wie Alzheimer und Parkinson sind.

Oxidativer Stress und Antioxidantien

Ein weiterer wichtiger molekularer Mechanismus des Alterns ist der oxidative Stress, der durch die Bildung freier Radikale im Körper verursacht wird.

Freie Radikale sind hochreaktive Moleküle, die Zellen und DNA schädigen können, was zu Entzündungen, Zellschäden und letztlich zu Zellalterung führt. Im Laufe des Lebens nimmt der oxidative Stress zu, während die Fähigkeit des Körpers, freie Radikale zu neutralisieren, abnimmt. Dies führt zu einer zunehmenden Schädigung der Zellen und fördert den Alterungsprozess.

SuperAger scheinen jedoch in der Lage zu sein, die Auswirkungen von oxidativem Stress besser zu kontrollieren. Möglicherweise haben sie eine höhere Aktivität von Antioxidantien, wie Superoxiddismutase (SOD) und Glutathion, die die schädlichen freien Radikale neutralisieren und so die Zellschädigung minimieren. Diese antioxidativen Mechanismen könnten dazu beitragen, den Alterungsprozess zu verlangsamen, indem sie die schädlichen Auswirkungen von oxidativem Stress auf DNA, Proteine und Lipide verringern. Darüber hinaus können entzündungshemmende Mechanismen bei SuperAgern besser funktionieren, was sie weniger anfällig für chronische Entzündungen macht, die häufig mit altersbedingten Erkrankungen in Verbindung stehen.

Mitochondriale Gesundheit

Die Mitochondrien, oft als die „Kraftwerke" der Zellen bezeichnet, spielen eine zentrale Rolle im Alterungsprozess. Sie sind für die Energieproduktion in den Zellen verantwortlich, indem sie Nährstoffe in ATP (Adenosintriphosphat), die Energieeinheit der Zellen, umwandeln. Mit zunehmendem Alter nimmt die Effizienz der Mitochondrien ab, was zu einer verminderten Energieproduktion und einer höheren Produktion von freien Radikalen führt. Dieser Rückgang der mitochondrialen Funktion ist mit vielen altersbedingten Erkrankungen verbunden, einschließlich neurodegenerativer Krankheiten.

Bei SuperAgern könnte die mitochondriale Gesundheit besser erhalten bleiben. Dies bedeutet, dass ihre Zellen effizienter Energie produzieren und weniger reaktive Sauerstoffspezies freisetzen, die Zellen schädigen können. Die Aufrechterhaltung der mitochondrialen Funktion ist entscheidend für die Gesundheit von Gehirn- und Muskelzellen, die einen hohen Energiebedarf haben. Eine erhöhte Mitochondrienaktivität könnte es SuperAgern ermöglichen, ihre kognitiven und körperlichen Funktionen länger zu erhalten.

Entzündungshemmende Mechanismen

Ein weiteres Schlüsselelement der Alterung ist das Phänomen des "Inflammaging", ein chronisch erhöhter Entzündungszustand, der mit dem Alter einhergeht und viele altersbedingte Krankheiten wie Herz-Kreislauf-Erkrankungen, Diabetes und neurodegenerative Erkrankungen fördert.

Dieser systemische Entzündungszustand entsteht durch die Aktivierung des Immunsystems und die Produktion von entzündungsfördernden Molekülen, die langfristig zu Gewebeschäden führen können.

SuperAger scheinen eine geringere Neigung zu chronischen Entzündungen zu haben, was auf eine bessere Regulation des Immunsystems hindeutet. Sie könnten genetische oder molekulare Mechanismen besitzen, die die Produktion von proinflammatorischen Zytokinen wie Interleukin-6 (IL-6) oder Tumornekrosefaktor-alpha (TNF-α) verringern. Gleichzeitig könnten bei ihnen entzündungshemmende Prozesse stärker ausgeprägt sein, was den Entzündungsgrad niedrig hält und somit das Risiko für altersbedingte Krankheiten reduziert. Eine effektive Kontrolle über entzündliche Prozesse könnte einer der Hauptgründe dafür sein, dass SuperAger weniger anfällig für chronische Krankheiten und kognitiven Abbau sind.

Zusammenfassung: Die molekularen Mechanismen der Alterung sind komplex und umfassen eine Vielzahl von Prozessen, die auf zellulärer Ebene ablaufen. Bei SuperAgern scheinen diese Prozesse effizienter zu funktionieren, was dazu führt, dass sie langsamer altern und ihre kognitiven und körperlichen Funktionen länger erhalten bleiben. Eine bessere Telomerase-Aktivität, effektive DNA.

2.4. Kognitive Reserve und Neuroplastizität

Der Abschnitt über kognitive Reserve und Neuroplastizität untersucht zwei Schlüsselkonzepte, die maßgeblich dazu beitragen könnten, warum SuperAger im

Vergleich zu ihren Altersgenossen eine außergewöhnlich gute kognitive Gesundheit bewahren. Diese beiden Mechanismen spielen eine entscheidende Rolle dabei, wie das Gehirn auf den natürlichen Alterungsprozess und potenziell schädliche Einflüsse reagiert, indem sie die neuronale Funktion aufrechterhalten und dem kognitiven Abbau entgegenwirken.

Schutz vor kognitivem Abbau

Das Konzept der kognitiven Reserve bezieht sich auf die Fähigkeit des Gehirns, sich an altersbedingte und pathologische Veränderungen anzupassen und deren Auswirkungen zu kompensieren. Menschen mit einer höheren kognitiven Reserve können trotz altersbedingter Hirnveränderungen oder neuronaler Schädigungen ihre geistigen Fähigkeiten länger aufrechterhalten. Die kognitive Reserve wird durch lebenslange geistige, soziale und bildungsbezogene Aktivitäten aufgebaut, die die neuronale Kapazität erweitern und die Effizienz von neuronalen Netzwerken verbessern.

Im Kern basiert die Idee der kognitiven Reserve auf der Beobachtung, dass es nicht nur die Menge des neuronalen Schadens ist, die das Ausmaß des kognitiven Abbaus bestimmt, sondern auch die Fähigkeit des Gehirns, mit diesen Veränderungen umzugehen. Menschen, die sich während ihres Lebens geistig intensiv gefordert haben – durch formale Bildung, berufliche Herausforderungen, soziale Interaktionen oder kognitiv anspruchsvolle

Hobbys – bauen eine Art „Reserve" auf, die es dem Gehirn ermöglicht, im Alter funktionell flexibel zu bleiben. SuperAger scheinen über eine besonders hohe kognitive Reserve zu verfügen. Diese Reserve schützt sie vor den negativen Auswirkungen des altersbedingten Verlusts von Gehirnvolumen oder neuronaler Konnektivität, die normalerweise zu einer Abnahme der kognitiven Fähigkeiten führen würden. Selbst wenn Hirnscans zeigen, dass es gewisse altersbedingte Veränderungen im Gehirn von SuperAgern gibt, kompensieren sie diese Verluste durch ihre hohe kognitive Reserve und bleiben kognitiv leistungsfähig.

Die Mechanismen, durch die die kognitive Reserve arbeitet, sind vielfältig. Zum einen könnte das Gehirn von Menschen mit hoher kognitiver Reserve effizienter darin sein, alternative neuronale Netzwerke zu aktivieren, um Aufgaben zu bewältigen. Wenn ein bestimmter Bereich des Gehirns, der normalerweise für eine Aufgabe zuständig ist, beeinträchtigt ist, kann ein anderes neuronales Netzwerk die Aufgabe übernehmen. Dieses Phänomen wird auch als funktionale Plastizität bezeichnet und bedeutet, dass das Gehirn in der Lage ist, seine Struktur und Funktion dynamisch anzupassen, um Schäden zu kompensieren.

Ein weiterer Mechanismus ist die Verbesserung der Synapsenstärke und die Dichte neuronaler Verbindungen. Menschen mit höherer kognitiver Reserve haben möglicherweise stärkere und zahlreichere Synapsen, was es ihrem Gehirn ermöglicht, Informationen effizienter zu verarbeiten. Dies könnte erklären, warum SuperAger selbst dann kognitiv leistungsfähig bleiben, wenn sie einige altersbedingte neuronale Verluste erleiden.

Neuroplastizität: Anpassungsfähigkeit des Gehirns

Die Neuroplastizität, auch neuronale Plastizität genannt, beschreibt die Fähigkeit des Gehirns, seine Struktur und Funktion als Reaktion auf Erfahrungen, Lernen oder Schäden zu verändern. Dies ist ein wesentlicher Mechanismus, durch den das Gehirn auf äußere Einflüsse und innere Veränderungen reagiert, um neuronale Schädigungen zu kompensieren und neue Fähigkeiten zu erlernen. Neuroplastizität ermöglicht es dem Gehirn, sich während des gesamten Lebens – auch im hohen Alter – anzupassen.

Bei SuperAgern ist die Neuroplastizität besonders ausgeprägt. Studien deuten darauf hin, dass ihr Gehirn besser in der Lage ist, neue neuronale Verbindungen zu bilden und bestehende zu reorganisieren, um altersbedingte Verluste zu kompensieren. Diese Fähigkeit zur Anpassung ist von entscheidender Bedeutung, da das Gehirn durch den natürlichen Alterungsprozess normalerweise an Flexibilität verliert. Im Gegensatz zu den meisten älteren Menschen zeigen SuperAger eine deutlich höhere Fähigkeit, diese Plastizität aufrechtzuerhalten und sogar zu fördern.

Ein zentraler Faktor, der die Neuroplastizität fördert, ist die Aktivität von neurotrophen Faktoren, insbesondere des brain-derived neurotrophic factor (BDNF). BDNF ist ein Protein, das das Überleben und Wachstum von Neuronen unterstützt und deren Fähigkeit fördert, neue Verbindungen zu bilden. Es ist bekannt, dass höhere BDNF-Spiegel mit einer besseren kognitiven Leistung und einer geringeren Wahrscheinlichkeit für neurodegenerative Erkrankungen wie Alzheimer verbunden sind. Bei SuperAgern könnten erhöhte BDNF-Werte ein entscheidender Mechanismus sein, der es ihrem Gehirn ermöglicht, seine Plastizität zu bewahren und neuronale Verluste durch Altern oder Schädigungen zu kompensieren.

Ein weiterer Aspekt der Neuroplastizität ist die synaptische Plastizität, die es den Neuronen ermöglicht, ihre Effizienz bei der Signalübertragung zu verbessern. SuperAger scheinen in der Lage zu sein, neue Synapsen zu bilden oder bestehende Synapsen zu stärken, was die Fähigkeit ihres Gehirns erhöht, Informationen schnell und effizient zu verarbeiten. Diese anpassungsfähige synaptische Funktion könnte einer der Gründe sein, warum SuperAger eine so hohe kognitive Leistungsfähigkeit aufrechterhalten, selbst wenn sie altersbedingten Hirnveränderungen ausgesetzt sind.

Neuroplastizität kann auch durch geistige Stimulation und körperliche Aktivität gefördert werden. Regelmäßiges geistiges Training – wie das Lösen von Rätseln, das Erlernen neuer Fähigkeiten oder das Lesen – kann das Gehirn herausfordern und seine Anpassungsfähigkeit verbessern. Darüber hinaus hat körperliche Aktivität, insbesondere Ausdauertraining, positive Auswirkungen auf die Neuroplastizität, da sie die Durchblutung des Gehirns fördert und die Produktion von BDNF anregt. Viele SuperAger sind bekannt dafür, einen aktiven Lebensstil zu führen, der sowohl geistige als auch körperliche Aktivitäten umfasst, was ihre Neuroplastizität fördern könnte.

Zusammenspiel von kognitiver Reserve und Neuroplastizität

Das Zusammenspiel von kognitiver Reserve und Neuroplastizität ist ebenso entscheidend für die Aufrechterhaltung der kognitiven Funktionen bei SuperAgern. Während die kognitive Reserve als eine Art „Puffer" gegen neuronale Schädigungen fungiert, stellt die Neuroplastizität den Mechanismus dar, durch den das Gehirn in der Lage ist, Schäden zu kompensieren und sich an neue Herausforderungen anzupassen. Zusammen ermöglichen diese beiden Prozesse SuperAgern, altersbedingte Hirnveränderungen abzufedern und ihre kognitiven Fähigkeiten auf einem hohen Niveau zu halten.

Die kognitive Reserve hilft SuperAgern, neuronale Schädigungen besser zu kompensieren, während die Neuroplastizität es ihrem Gehirn ermöglicht, neue Verbindungen zu bilden und bestehende zu reorganisieren, um Herausforderungen zu bewältigen. Diese Kombination aus strukturellem Puffer und funktioneller Anpassungsfähigkeit ist wahrscheinlich der Schlüssel zu ihrem erfolgreichen Altern.

Zusammengefasst spielen die kognitive Reserve und die Neuroplastizität eine wesentliche Rolle in der Erklärung, warum SuperAger im Vergleich zu anderen älteren Menschen kognitiv leistungsfähiger bleiben. Durch lebenslange geistige und soziale Aktivität bauen sie eine hohe kognitive Reserve auf, die es ihnen ermöglicht, neuronale Verluste zu kompensieren. Gleichzeitig unterstützt die ausgeprägte Neuroplastizität ihres Gehirns die Fähigkeit, sich an neue Umstände anzupassen, was den altersbedingten kognitiven Abbau weiter verlangsamt. Diese beiden Mechanismen bieten wertvolle Erkenntnisse darüber, wie das Gehirn widerstandsfähig gegen die altersbedingten Herausforderungen bleibt und wie Menschen ihre kognitive Gesundheit bis ins hohe Alter fördern können.

3. Verhaltens- und Lebensstilfaktoren

3.1. Physische Aktivität

Physische Aktivität spielt eine entscheidende Rolle bei der Erhaltung der kognitiven Gesundheit und des allgemeinen Wohlbefindens im Alter. In zahlreichen Studien wurde nachgewiesen, dass regelmäßige Bewegung nicht nur positive Auswirkungen auf den Körper, sondern auch auf das Gehirn hat. Dies gilt insbesondere für SuperAger, die körperlich und geistig fitter bleiben als ihre Altersgenossen. In diesem Abschnitt wird untersucht, wie sportliche Betätigung zur Erhaltung der SuperAger-Eigenschaften beiträgt und welche wissenschaftlichen Erkenntnisse diesen Zusammenhang stützen.

Der Einfluss von körperlicher Aktivität auf die kognitive Gesundheit

Es ist weithin anerkannt, dass körperliche Aktivität die kognitive Gesundheit auf vielfältige Weise fördert. Bewegung erhöht die Durchblutung des Gehirns, verbessert die Sauerstoffversorgung und trägt zur Freisetzung von Neurotrophinen wie dem brain-derived neurotrophic factor (BDNF) bei, der das Wachstum und die Erhaltung von Neuronen unterstützt. Besonders relevant für SuperAger ist die Tatsache, dass Bewegung die Neuroplastizität, also die Fähigkeit des Gehirns, sich strukturell und funktionell anzupassen, verbessert. Dies bedeutet, dass das Gehirn besser in der Lage ist, neue neuronale Verbindungen zu bilden und bestehende zu stärken, was ein Schlüsselmechanismus für die Erhaltung der kognitiven Funktionen im Alter ist.

Sportliche Betätigung führt auch zu einer Verbesserung der Herz-Kreislauf-Funktion, was wiederum die Gehirngesundheit fördert. Eine bessere Durchblutung bedeutet, dass das Gehirn effizienter mit Sauerstoff und Nährstoffen versorgt wird, was die neuronale Funktion unterstützt. Gleichzeitig trägt Bewegung zur Reduktion von Entzündungen und oxidativem Stress bei, die beide mit altersbedingtem kognitiven Abbau und neurodegenerativen Erkrankungen wie Alzheimer in Verbindung gebracht werden. Da SuperAger weniger anfällig für diese altersbedingten Schädigungen zu sein scheinen, könnte ihre körperliche Aktivität eine schützende Rolle spielen.

Belege aus wissenschaftlichen Studien

Zahlreiche Studien haben den positiven Einfluss von körperlicher Aktivität auf die kognitive Gesundheit und das erfolgreiche Altern untersucht. Eine der bekanntesten Studien in diesem Bereich ist die "**Rush Memory and Aging Projec**t", die über mehrere Jahre hinweg ältere Erwachsene untersuchte, um den Zusammenhang zwischen körperlicher Aktivität und kognitivem Abbau zu erforschen. Die Ergebnisse zeigten, dass regelmäßige körperliche Aktivität signifikant mit einer geringeren Rate des kognitiven Abbaus verbunden war. Besonders auffällig war, dass diejenigen, die regelmäßige Bewegung in ihren Alltag integrierten, eine bessere Gedächtnisleistung und exekutive Funktionen aufwiesen – Fähigkeiten, die auch bei SuperAgern gut erhalten sind.

Eine weitere wichtige Studie ist die "**Harvard Alumni Study**", die zeigte, dass Menschen, die in der mittleren Lebensphase regelmäßig Sport trieben, ein geringeres Risiko für kognitiven Abbau und Demenz im Alter hatten. Diese Studie stützte die Hypothese, dass körperliche Aktivität über das gesamte Leben hinweg zur kognitiven Reserve beiträgt und das Gehirn widerstandsfähiger gegen altersbedingte Veränderungen macht.

Auch die "**Cardiovascular Health Study**" konnte eine klare Verbindung zwischen sportlicher Betätigung und der Erhaltung kognitiver Fähigkeiten nachweisen. Die Studie fand heraus, dass regelmäßige körperliche Aktivität das Risiko für Demenz und kognitiven Verfall bei älteren Erwachsenen senkt. Diese Ergebnisse unterstreichen die Bedeutung von Bewegung nicht nur für die körperliche, sondern auch für die geistige Gesundheit.

Besonders beeindruckend ist eine **Untersuchung von Kramer et al.** (1999), die zeigte, dass älteren Erwachsenen, die ein sechsmonatiges Ausdauertraining absolvierten, eine signifikante Verbesserung ihrer kognitiven Funktionen, insbesondere der exekutiven Kontrolle, aufwiesen. Diese Ergebnisse sind besonders relevant für SuperAger, die bekanntlich eine ausgezeichnete exekutive Kontrolle und Aufmerksamkeitssteuerung aufweisen. Es wird vermutet, dass Ausdauertraining die kognitive Funktion durch eine erhöhte neuronale Konnektivität und eine verbesserte Plastizität in den für exekutive Funktionen verantwortlichen Hirnregionen verbessert.

Arten von körperlicher Aktivität und ihre Wirkung

Nicht jede Art von körperlicher Aktivität hat die gleiche Wirkung auf die kognitive Gesundheit.

Untersuchungen zeigen, dass Ausdauertraining wie Gehen, Joggen, Schwimmen oder Radfahren besonders effektiv ist, um die kognitive Gesundheit zu fördern. Ausdauertraining erhöht die Herzfrequenz und fördert die Durchblutung, was das Gehirn stimuliert und die Produktion von neurotrophen Faktoren wie BDNF anregt. Diese Art von Bewegung ist besonders vorteilhaft für die Förderung der Neuroplastizität, die bei SuperAgern eine wichtige Rolle spielt.

Neben dem Ausdauertraining gibt es Hinweise darauf, dass auch Krafttraining eine positive Wirkung auf die Gehirngesundheit haben kann. Eine Studie von **Liu-Ambrose et al. (2010)** zeigte, dass älteren Erwachsenen, die über einen Zeitraum von 12 Monaten Krafttraining durchführten, eine Verbesserung der kognitiven Funktionen, insbesondere des Arbeitsgedächtnisses und der exekutiven Funktionen, verzeichneten. Dies deutet darauf hin, dass auch Krafttraining durch die Förderung der neuronalen Gesundheit und die Verbesserung der körperlichen Fitness zur Erhaltung der kognitiven Leistungsfähigkeit beitragen kann.

Darüber hinaus spielt auch Koordinationstraining eine Rolle bei der Verbesserung der kognitiven Gesundheit. Sportarten wie Tanzen oder Yoga, die Bewegungen mit geistiger Konzentration und Gleichgewicht erfordern, können ebenfalls die Gehirnfunktion fördern, indem sie sowohl körperliche als auch geistige Fähigkeiten trainieren. Diese Art von Bewegung könnte besonders relevant für SuperAger sein, da sie die Fähigkeit des Gehirns zur Koordination komplexer Aufgaben und Bewegungen verbessert.

Mechanismen, durch die Bewegung die Gehirngesundheit fördert

Die Mechanismen, durch die Bewegung die Gehirngesundheit fördert, sind vielfältig und komplex. Einer der wichtigsten Mechanismen ist die Verbesserung der neurovaskulären Gesundheit, die durch Bewegung gefördert wird. Bewegung erhöht die Bildung von Blutgefäßen im Gehirn, was die Versorgung der Neuronen mit Sauerstoff und Nährstoffen verbessert. Dies ist besonders wichtig in Regionen wie dem Hippocampus, der für das Gedächtnis verantwortlich ist und bei SuperAgern besonders gut erhalten bleibt.

Ein weiterer Mechanismus ist die Reduktion von Entzündungen. Chronische Entzündungen tragen erheblich zum altersbedingten kognitiven Abbau bei.

Regelmäßige körperliche Aktivität kann die Produktion entzündungsfördernder Zytokine verringern und gleichzeitig entzündungshemmende Prozesse im Gehirn fördern. Dies könnte erklären, warum SuperAger, die oft einen aktiven Lebensstil führen, weniger anfällig für entzündungsbedingte neurodegenerative Erkrankungen sind.

Schließlich fördert Bewegung die synaptische Plastizität, indem sie die Produktion von BDNF und anderen Neurotrophinen erhöht, die das Wachstum und die Stärke der neuronalen Verbindungen unterstützen. Diese synaptische Plastizität ist entscheidend für das Lernen, das Gedächtnis und andere kognitive Funktionen. SuperAger könnten durch ihre regelmäßige körperliche Aktivität eine höhere synaptische Plastizität bewahren, was ihnen hilft, ihre kognitiven Fähigkeiten trotz altersbedingter Veränderungen aufrechtzuerhalten.

Zusammenfassend lässt sich sagen, dass körperliche Aktivität ein entscheidender Faktor für die Erhaltung der kognitiven und körperlichen Gesundheit im Alter ist. SuperAger, die oft körperlich aktiv sind, profitieren von den positiven Auswirkungen der Bewegung auf die Gehirngesundheit, einschließlich einer verbesserten Durchblutung, einer gesteigerten Neuroplastizität und einer besseren Stressregulation. Studien haben gezeigt, dass regelmäßige Bewegung die kognitive Reserve erhöhen und altersbedingten kognitiven Abbau verhindern kann. SuperAger nutzen die Vorteile der körperlichen

Aktivität, um ihre Gehirn- und Körperfunktionen auch im ho-
hen Alter auf einem bemerkenswert hohen Niveau zu halten.

3.2. Mentale Herausforderungen und Lernen im Alter

Geistige Herausforderungen und lebenslanges Lernen
sind entscheidende Faktoren für die Erhaltung kognitiver Fähigkeiten, insbesondere im Alter. Zahlreiche wissenschaftliche Studien belegen, dass Menschen, die auch
im späteren Leben an geistig anspruchsvollen Aktivitäten teilnehmen, ihre kognitiven Funktionen besser bewahren als solche, die dies nicht tun. SuperAger, die
trotz fortgeschrittenen Alters außergewöhnlich leis-
tungsfähige kognitive Fähigkeiten aufrechterhalten,
scheinen von solchen Aktivitäten besonders zu profitieren.

Das Konzept der kognitiven Stimulation

Kognitive Stimulation bezieht sich auf die Ausübung
geistig anspruchsvoller Tätigkeiten, die das Gehirn aktiv
halten und dazu beitragen, neuronale Netzwerke zu
stärken oder zu erweitern. Regelmäßige kognitive Herausforderungen können die neuronale Plastizität fördern, die Bildung neuer Synapsen anregen und die kognitive Reserve aufbauen – eine Art „Puffer", der das Gehirn gegen die Auswirkungen des Alterns schützt. SuperAger, die sich kontinuierlich neuen geistigen Herausforderungen stellen, tragen dazu bei, dass ihr Gehirn
flexibel und widerstandsfähig bleibt.

Geistig anspruchsvolle Aktivitäten wie Lesen, Puzzles, das Erlernen neuer Fähigkeiten oder Sprachen sind besonders effektiv, um die kognitive Reserve zu stärken und neuronale Verbindungen zu fördern. Diese Aktivitäten fordern verschiedene Gehirnregionen heraus, was zur Schaffung neuer neuronaler Verbindungen führt. Solche Verbindungen tragen zur Erhaltung der kognitiven Funktionen bei und helfen, neuronale Verluste zu kompensieren, die durch den normalen Alterungsprozess entstehen.

Lesen als kognitive Herausforderung

Lesen ist eine der einfachsten und effektivsten Formen der geistigen Stimulation. Es fördert nicht nur die Vorstellungskraft, sondern fordert auch verschiedene Bereiche des Gehirns heraus, darunter das Sprachverständnis, das Gedächtnis und das kritische Denken. Studien haben gezeigt, dass Menschen, die regelmäßig lesen, ein besseres Gedächtnis und eine höhere Verarbeitungsgeschwindigkeit im Alter aufweisen. Dies liegt daran, dass Lesen kognitive Prozesse wie Aufmerksamkeit und Konzentration erfordert, während es gleichzeitig neuronale Netzwerke im Gehirn aktiviert, die für die Verarbeitung von Sprache, Erinnerung und Interpretation zuständig sind.

Ein bemerkenswertes Beispiel für den Einfluss des Lesens auf die kognitive Gesundheit ist die "Nun Study", die in den USA durchgeführt wurde. Diese Langzeitstudie, die das Leben und die Gesundheit von Nonnen untersuchte, ergab, dass diejenigen, die lebenslang an geistig stimulierenden Aktivitäten wie Lesen teilnahmen, eine signifikant geringere Wahrscheinlichkeit hatten, im Alter an Demenz zu erkranken. Selbst bei Nonnen, deren Gehirne nach dem Tod Anzeichen von Alzheimer zeigten, hatten die geistig aktivsten Teilnehmerinnen bis ins hohe Alter keine klinischen Symptome der Krankheit entwickelt. Dies deutet darauf hin, dass das Gehirn in der Lage ist, die Auswirkungen pathologischer Veränderungen durch geistige Stimulation zu kompensieren.

Puzzles und Denksportaufgaben

Puzzles und andere Denksportaufgaben, wie Kreuzworträtsel oder Schach, sind hervorragende Möglichkeiten, das Gehirn regelmäßig zu fordern. Diese Aufgaben erfordern Problemlösungsfähigkeiten, Mustererkennung und strategisches Denken, was das Gehirn auf unterschiedliche Weise aktiviert. Untersuchungen haben gezeigt, dass Menschen, die regelmäßig Puzzles oder ähnliche kognitive Herausforderungen bewältigen, eine bessere Gedächtnisleistung und eine höhere kognitive Flexibilität im Alter aufweisen.

Ein bekanntes Beispiel ist eine Studie der University of Exeter, die den Einfluss von Puzzles und Kreuzworträtseln auf die kognitive Gesundheit älterer Erwachsener untersuchte. Die Ergebnisse zeigten, dass Menschen, die regelmäßig Kreuzworträtsel und andere Denksportaufgaben lösten, eine verbesserte Aufmerksamkeit, ein besseres Arbeitsgedächtnis und eine langsamere kognitive Verschlechterung im Vergleich zu denen, die dies nicht taten, aufwiesen. Diese Ergebnisse legen nahe, dass die regelmäßige Teilnahme an kognitiven Herausforderungen das Risiko für altersbedingten kognitiven Abbau verringern kann.

SuperAger scheinen häufig solche Aktivitäten in ihren Alltag zu integrieren, um ihre kognitiven Fähigkeiten zu trainieren. Indem sie sich komplexen kognitiven Aufgaben stellen, halten sie ihre geistige Flexibilität aufrecht und verhindern, dass neuronale Verbindungen durch Inaktivität abgebaut werden. Diese kontinuierliche Nutzung und Herausforderung des Gehirns könnte einer der Gründe sein, warum SuperAger eine so bemerkenswerte kognitive Gesundheit im Alter aufrechterhalten.

Das Erlernen neuer Fähigkeiten

Das Erlernen neuer Fähigkeiten ist eine weitere wichtige Form der geistigen Stimulation, die besonders effektiv für die Erhaltung der kognitiven Gesundheit ist. Neue Fähigkeiten zu erlernen, sei es eine Sprache, ein Musikinstrument oder eine handwerkliche Fertigkeit, erfordert nicht nur Geduld und Konzentration, sondern auch das Einprägen und Abrufen neuer Informationen, was das Gehirn auf vielfältige Weise herausfordert.

Eine Studie der Columbia University zeigte, dass das Erlernen neuer, komplexer Fähigkeiten im Alter zu einer Verbesserung der Gedächtnisleistung und der

kognitiven Flexibilität führen kann. Die Studienteilneh-
mer, die sich neuen Herausforderungen wie dem Erlernen einer Sprache oder eines Musikinstruments stellten,
zeigten nach einigen Monaten der Praxis signifikante
Verbesserungen ihrer kognitiven Fähigkeiten. Dieser
Prozess fördert die Bildung neuer neuronaler Verbindungen und verbessert die funktionale Konnektivität
zwischen verschiedenen Gehirnregionen.

Bei SuperAgern könnte das Erlernen neuer Fähigkeiten
dazu beitragen, ihre Gehirne jung und aktiv zu halten.
Durch das ständige Erwerben von neuem Wissen oder
Fertigkeiten werden ihre neuronalen Netzwerke weiter
gestärkt, und sie sind besser in der Lage, kognitive Verluste auszugleichen, die normalerweise im Alter auftreten. Der Prozess des Lernens fördert nicht nur das Gedächtnis, sondern auch exekutive Funktionen wie Planung, Problemlösung und Aufmerksamkeit, die für die
kognitive Gesundheit entscheidend sind.

Lebenslanges Lernen und intellektuelle Neugier

Lebenslanges Lernen ist eine grundlegende Philosophie,
die besagt, dass Menschen kontinuierlich lernen und
sich geistig weiterentwickeln sollten, unabhängig von
ihrem

Alter. Diese Haltung des ständigen Lernens fördert die
kognitive Reserve und trägt dazu bei, dass das Gehirn
flexibel und anpassungsfähig bleibt. SuperAger scheinen oft eine intellektuelle Neugier zu besitzen, die sie

dazu motiviert, kontinuierlich nach neuen Informationen und Herausforderungen zu suchen.

Intellektuelle Neugier fördert nicht nur das Lernen, sondern auch die Offenheit für neue Erfahrungen und Perspektiven. Menschen, die bereit sind, sich ständig weiterzubilden und neue Herausforderungen anzunehmen, entwickeln eine höhere kognitive Reserve, die ihnen hilft, altersbedingte Veränderungen im Gehirn zu kompensieren. Studien haben gezeigt, dass lebenslanges Lernen das Risiko für Demenz senken und die Lebensqualität im Alter verbessern kann.

Ein bekanntes Beispiel für die Bedeutung von lebenslangem Lernen ist die "Cognitive Reserve Study" von Stern et al., die zeigt, dass Menschen, die über das gesamte Leben hinweg geistig aktiv bleiben, ein geringeres Risiko für kognitiven Abbau haben. In dieser Studie wurde gezeigt, dass Menschen, die an intellektuell anspruchsvollen Aktivitäten teilnehmen, eine größere Gehirnreserve aufbauen, die es ihnen ermöglicht, die Auswirkungen altersbedingter Hirnveränderungen zu kompensieren.

Mechanismen hinter kognitiver Stimulation

Die Mechanismen, durch die geistige Herausforderungen und lebenslanges Lernen zur Erhaltung der kognitiven Gesundheit beitragen, sind komplex und vielschichtig. Ein zentraler Mechanismus ist die Neuroplastizität, die Fähigkeit des Gehirns, neue Verbindungen zu schaffen und sich an neue Herausforderungen anzupassen.

Regelmäßige geistige Stimulation fördert die Neuroplastizität und stärkt die neuronalen Verbindungen in verschiedenen Hirnregionen, insbesondere im präfrontalen Kortex und im Hippocampus, die für Gedächtnis und exekutive Funktionen wichtig sind.

Darüber hinaus erhöht kognitive Stimulation die Synapsendichte, was die Effizienz der Signalübertragung zwischen Neuronen verbessert. Diese erhöhte Synapsenstärke trägt zur Erhaltung der kognitiven Fähigkeiten bei und schützt das Gehirn vor den negativen Auswirkungen des Alterns. Gleichzeitig regt geistige Stimulation die Produktion von neurotrophen Faktoren wie BDNF an, die das Wachstum und die Erhaltung von Neuronen fördern.

Geistige Herausforderungen und lebenslanges Lernen spielen eine entscheidende Rolle bei der Erhaltung der kognitiven Gesundheit, insbesondere bei SuperAgern. Aktivitäten wie Lesen, Puzzles und das Erlernen neuer Fähigkeiten fördern die kognitive Reserve und stärken die Neuroplastizität, die das Gehirn widerstandsfähiger gegen altersbedingten Abbau machen. Durch regelmäßige kognitive Stimulation können SuperAger ihre kognitiven Funktionen auch im hohen Alter auf einem bemerkenswert hohen Niveau aufrechterhalten. Lebenslanges Lernen und intellektuelle Neugier tragen dazu bei, dass SuperAger kontinuierlich neue neuronale Verbindungen schaffen und ihre geistige Flexibilität bewahren.

3.3. Ernährung und ihre Auswirkungen auf das Gehirn

Die Ernährung spielt eine zentrale Rolle bei der Erhaltung der Gehirngesundheit und der Vermeidung altersbedingter kognitiver Beeinträchtigungen. In den letzten Jahrzehnten haben zahlreiche Studien gezeigt, dass bestimmte Ernährungsgewohnheiten das Risiko für kognitiven Abbau und neurodegenerative Erkrankungen wie Alzheimer verringern können. Insbesondere Diäten, die reich an Antioxidantien, entzündungshemmenden Nährstoffen und gesunden Fetten sind, scheinen das Gehirn zu schützen und seine Leistungsfähigkeit im Alter zu fördern. Ein herausragendes Beispiel dafür ist die Mittelmeerdiät, die für ihre schützenden Wirkungen auf die Gehirngesundheit bekannt ist. In diesem Abschnitt wird untersucht, wie Ernährung zur Erhaltung der kognitiven Fähigkeiten beiträgt und welche spezifischen Nährstoffe dabei eine Schlüsselrolle spielen.

Die Mittelmeerdiät und ihre Vorteile für die Gehirngesundheit

Die Mittelmeerdiät ist eine Ernährungsweise, die reich an Obst, Gemüse, Vollkornprodukten, Nüssen, Samen, Hülsenfrüchten, Olivenöl, Fisch und moderatem Konsum von Wein ist. Sie enthält wenige gesättigte Fette und verarbeitete Lebensmittel. Diese Diät wird oft als eines der besten Beispiele für eine gesunde Ernährung genannt, da sie nicht nur Herz-Kreislauf-Erkrankungen vorbeugt, sondern auch das Gehirn schützt.

Studien haben gezeigt, dass die Mittelmeerdiät signifikant mit einer geringeren Wahrscheinlichkeit für kognitiven Abbau und Alzheimer verbunden ist. **Die PREDI-MED-Study (Prevención con Dieta Mediterránea)**Diese randomisierte klinische Studie, die 2013 veröffentlicht wurde, untersuchte die Auswirkungen der Mittelmeerdiät auf das Risiko für Herz-Kreislauf-Erkrankungen, konnte jedoch auch zeigen, dass Teilnehmer, die eine Mittelmeerdiät einhielten, signifikant seltener kognitive Beeinträchtigungen oder Demenz entwickelten. Die Forscher fanden heraus, dass die antioxidativen und entzündungshemmenden Eigenschaften dieser Diät zu einer besseren kognitiven Gesundheit beitrugen.

Das Chicago Health and Aging Project (CHAP) hat mittels einer groß angelegten Kohortenstudie untersucht, welchen Einfluss die Ernährung auf das Risiko für kognitiven Abbau und Alzheimer in einer ethnisch vielfältigen Population hat. Die Studie, die 2006 veröffentlicht wurde, fand heraus, dass eine stärkere Adhärenz an die Mittelmeerdiät mit einer signifikant geringeren Wahrscheinlichkeit für Alzheimer assoziiert war.

Ein besonders wichtiger Mechanismus dieser Diät ist die Entzündungshemmung. Chronische Entzündungen sind ein entscheidender Faktor beim altersbedingten kognitiven Abbau und bei neurodegenerativen Erkrankungen. Die Mittelmeerdiät enthält viele entzündungshemmende Nährstoffe, wie Omega-3-Fettsäuren aus Fisch, Antioxidantien aus Obst und Gemüse sowie gesunde Fette aus Olivenöl. Diese Nährstoffe wirken auf zellulärer Ebene, indem sie die Produktion entzündungsfördernder Moleküle reduzieren, die mit neuronaler Schädigung und kognitivem Verfall in Verbindung stehen.

Eine Studie, die in der Fachzeitschrift "Neurology" veröffentlicht wurde (Yian Gu und Kollegen an der Columbia University in New York), zeigte, dass Menschen, die sich streng an die Mittelmeerdiät hielten, ein geringeres Risiko für die Schrumpfung des Gehirns aufwiesen – ein Marker für den kognitiven Abbau. Die Forscher fanden heraus, dass Menschen, die diese Diät befolgten, ein größeres Hirnvolumen und eine bessere Konnektivität zwischen den Hirnregionen hatten. Dies deutet darauf hin, dass die Mittelmeerdiät dazu beiträgt, die neuronale Struktur im Alter zu erhalten, was für die Aufrechterhaltung der kognitiven Fähigkeiten entscheidend ist.

Antioxidantien und Gehirngesundheit

Antioxidantien spielen eine zentrale Rolle beim Schutz des Gehirns vor oxidativem Stress, der durch die Produktion freier Radikale entsteht. Freie Radikale sind instabile Moleküle, die Zellen und DNA schädigen und im Laufe des Lebens zu kognitivem Abbau beitragen können. Oxidativer Stress ist ein bekannter Risikofaktor für neurodegenerative Erkrankungen wie Alzheimer und Parkinson. Antioxidantien neutralisieren freie Radikale und verhindern so Zellschäden, die zu neuronaler Degeneration führen können.

Eine Ernährung, die reich an Antioxidantien ist, kann also das Gehirn schützen und den Alterungsprozess verlangsamen. Insbesondere Vitamin C (in Zitrusfrüchten, Beeren und Gemüse) und Vitamin E (in Nüssen, Samen und pflanzlichen Ölen) sind starke Antioxidantien, die das Gehirn vor oxidativen Schäden schützen. Studien haben gezeigt, dass Menschen mit einem höheren Konsum von antioxidativen Lebensmitteln ein geringeres Risiko für kognitiven Abbau und neurodegenerative Erkrankungen aufweisen.

Polyphenole, die in großen Mengen in Obst, Gemüse, Tee, Kaffee und Rotwein vorkommen, sind eine weitere wichtige Gruppe von Antioxidantien. Polyphenole wirken nicht nur entzündungshemmend, sondern fördern auch die Neurogenese (die Bildung neuer Neuronen) und die synaptische Plastizität. Diese Eigenschaften sind entscheidend für die Erhaltung der kognitiven Funktionen im Alter. Eine Studie der Harvard School of Public Health ergab, dass Menschen, die regelmäßig polyphenolreiche Lebensmittel konsumierten, seltener an kognitivem Abbau litten und eine bessere Gedächtnisleistung zeigten.

Entzündungshemmende Lebensmittel

Entzündungshemmende Lebensmittel sind ein wesentlicher Bestandteil jeder Ernährung, die das Gehirn schützt. Chronische Entzündungen sind nicht nur ein Risikofaktor für Herz-Kreislauf-Erkrankungen, sondern auch ein wichtiger Faktor bei der Entstehung von neurodegenerativen Erkrankungen. Bestimmte Lebensmittel können jedoch helfen, Entzündungen zu reduzieren und das Gehirn vor den negativen Auswirkungen dieser Entzündungen zu schützen.

Omega-3-Fettsäuren, die hauptsächlich in fettem Fisch wie Lachs, Makrele und Sardinen vorkommen, haben starke entzündungshemmende Eigenschaften. Omega-3-Fettsäuren sind besonders wichtig für die Gehirngesundheit, da sie in die Zellmembranen der Neuronen eingebaut werden und zur Signalübertragung zwischen den Zellen beitragen. Studien haben gezeigt, dass Menschen, die regelmäßig Omega-3-Fettsäuren konsumieren, ein geringeres Risiko für kognitiven Abbau und Alzheimer haben. Eine Meta-Analyse von Studien zu Omega-3-Fettsäuren ergab, dass diese Fette die Entzündungsreaktion im Gehirn verringern und die Neuroplastizität fördern, was das Gedächtnis und die Lernfähigkeit im Alter verbessert.

Curcumin, das Hauptbestandteil von Kurkuma, ist ein weiteres stark entzündungshemmendes Mittel. Curcumin hat in Tiermodellen gezeigt, dass es die Ablagerung von Beta-Amyloid-Plaques im Gehirn, die mit der Alzheimer-Krankheit in Verbindung stehen, reduziert. Obwohl noch mehr Forschung am Menschen notwendig ist, deuten erste Studien darauf hin, dass eine kurkuminreiche Ernährung einen positiven Einfluss auf die kognitive Gesundheit haben kann.

Grüner Tee ist ebenfalls reich an entzündungshemmenden Polyphenolen, insbesondere an

Epigallocatechingallat (EGCG). EGCG hat neuroprotektive Eigenschaften und fördert die Erhaltung der neuronalen Gesundheit, indem es Entzündungen reduziert und oxidativen Stress bekämpft. Regelmäßiger Konsum von grünem Tee wurde mit einer besseren kognitiven Leistung und einem geringeren Risiko für Demenz in Verbindung gebracht.

Zucker und verarbeitete Lebensmittel: Die negativen Auswirkungen auf das Gehirn

Während eine gesunde Ernährung das Gehirn schützen kann, gibt es bestimmte Ernährungsgewohnheiten, die das Gegenteil bewirken und das Risiko für kognitiven Abbau erhöhen. Der übermäßige Konsum von Zucker und verarbeiteten Lebensmitteln ist besonders schädlich für das Gehirn. Zucker führt zu Blutzuckerspitzen und Entzündungen, die das Gehirn schädigen können. Verarbeitete Lebensmittel enthalten oft Transfette und gesättigte Fette, die ebenfalls Entzündungen fördern und das Risiko für kognitive Beeinträchtigungen erhöhen.

Studien haben gezeigt, dass Menschen, die eine Ernährung mit hohem Zuckergehalt und vielen verarbeiteten Lebensmitteln konsumieren, ein höheres Risiko für Demenz und kognitiven Abbau haben. Eine Studie der **University of Sydney** zeigte beispielhaft, dass hohe Zuckerkonsum die Insulinsensitivität im Gehirn verringert, was zu einer schlechteren neuronalen Funktion und einem erhöhten Risiko für Alzheimer führen kann.

Ernährung spielt eine wesentliche Rolle bei der Erhaltung der Gehirngesundheit und der Vorbeugung von kognitivem Abbau im Alter. Die Mittelmeerdiät und ähnliche Ernährungsweisen, die reich an Antioxidantien, entzündungshemmenden Nährstoffen und gesunden Fetten sind, bieten einen starken Schutz gegen altersbedingte kognitive Verschlechterungen und neurodegenerative Erkrankungen. Antioxidantien wie Vitamin C, E und Polyphenole schützen das Gehirn vor oxidativem Stress, während entzündungshemmende Lebensmittel wie Omega-3-Fettsäuren und Curcumin die Entzündungsreaktion im Gehirn reduzieren und die neuronale Gesundheit fördern. Eine Ernährung, die auf diesen Prinzipien basiert, kann helfen, das Risiko für kognitiven Abbau zu verringern und die Gehirnfunktion im Alter zu bewahren.

3.4. Soziale Interaktionen und emotionale Gesundheit

Soziale Interaktionen und emotionale Gesundheit sind weitere entscheidende Faktoren für die psychische und kognitive Gesundheit, insbesondere im Alter.

Positive soziale Netzwerke und emotionale Unterstützung wirken sich stark auf das allgemeine Wohlbefinden aus und können eine Schlüsselrolle bei der Aufrechterhaltung kognitiver Fähigkeiten spielen. Bei SuperAgern, die ihre kognitiven Fähigkeiten und ihr geistiges Wohlbefinden im hohen Alter besser bewahren als andere, spielen diese Faktoren eine besonders wichtige Rolle. In diesem Abschnitt wird untersucht, wie soziale Interaktionen und emotionale Gesundheit zur Erhaltung der SuperAger-Eigenschaften beitragen, und es wird betont, wie emotionale Resilienz und psychische Gesundheit die Gehirnfunktion und die Lebensqualität fördern.

Der Einfluss von sozialen Netzwerken auf die kognitive Gesundheit

Soziale Interaktionen bieten nicht nur emotionale Unterstützung, sondern auch kognitive Anreize, die das Gehirn herausfordern und aktiv halten. Durch den Austausch von Ideen, Gedanken und Erfahrungen mit anderen bleibt das Gehirn aktiv, was zur Stärkung der kognitiven Reserve beiträgt. Studien zeigen, dass Menschen, die über starke soziale Netzwerke verfügen, ein geringeres Risiko für kognitiven Abbau und Demenz aufweisen als Menschen, die sozial isoliert sind.

Soziale Interaktionen fördern die Neuroplastizität, also die Fähigkeit des Gehirns, neue neuronale Verbindungen zu bilden und sich an Veränderungen anzupassen. Dieser Prozess ist entscheidend für die Aufrechterhaltung der kognitiven Gesundheit, insbesondere bei älteren Menschen. Durch soziale Interaktionen werden verschiedene Hirnregionen aktiviert, die mit Gedächtnis, Entscheidungsfindung und emotionaler Verarbeitung verbunden sind. Der regelmäßige Austausch mit anderen Menschen hält das Gehirn flexibel und hilft, neuronale Verluste zu kompensieren, die mit dem Altern einhergehen.

SuperAger zeichnen sich oft durch starke soziale Bindungen aus. Diese Menschen sind in soziale Netzwerke eingebunden, die ihnen emotionale Unterstützung bieten und gleichzeitig ihre kognitiven Fähigkeiten fördern. Der Kontakt mit Familie, Freunden und der Gemeinschaft bietet Gelegenheit zur mentalen Stimulation, was die kognitive Reserve stärkt und das Gehirn widerstandsfähiger gegen altersbedingte Veränderungen macht.

Wissenschaftliche Belege für den Zusammenhang zwischen sozialer Interaktion und kognitiver Gesundheit

Mehrere Studien haben gezeigt, dass soziale Isolation mit einem erhöhten Risiko für kognitiven Abbau und Demenz verbunden ist. Eine bemerkenswerte Studie, die in der Fachzeitschrift "The Lancet" veröffentlicht wurde (**Lancet Commission on Dementia Prevention, Intervention, and Care, 2020**) untersuchte den Zusammenhang zwischen sozialer Isolation und dem Risiko für Demenz bei älteren Erwachsenen. Die Forscher fanden heraus, dass soziale Isolation das Risiko für Demenz um 40 % erhöhte. Dies unterstreicht die Bedeutung von sozialer Integration für die Aufrechterhaltung der kognitiven Gesundheit im Alter.

Die "**Harvard Study of Adult Development**", eine der längsten Studien zum menschlichen Leben, hat ebenfalls gezeigt, dass enge soziale Bindungen und stabile emotionale Unterstützung entscheidend für die Gesundheit im Alter sind. Menschen mit starken sozialen

Netzwerken und positiven sozialen Interaktionen berichteten nicht nur über ein höheres Wohlbefinden, sondern wiesen auch bessere kognitive Funktionen auf. Diese Ergebnisse deuten darauf hin, dass soziale Beziehungen eine Art Schutzfaktor für das Gehirn darstellen und helfen, die kognitiven Fähigkeiten zu erhalten.

SuperAger, die sozial aktiv bleiben, profitieren daher von den positiven Auswirkungen dieser Interaktionen auf ihre kognitive Gesundheit. Indem sie regelmäßig in soziale Aktivitäten eingebunden sind und mit anderen in Kontakt bleiben, halten sie ihre geistige Flexibilität aufrecht und verringern das Risiko für kognitive Beeinträchtigungen.

Emotionale Unterstützung und Resilienz

Emotionale Unterstützung durch Familie, Freunde oder Gemeinschaften ist ebenfalls von entscheidender Bedeutung für die Erhaltung der kognitiven Gesundheit. Emotionale Unterstützung fördert das Wohlbefinden, reduziert Stress und trägt zur emotionalen Stabilität bei. Stress und emotionale Belastungen können negative Auswirkungen auf das Gehirn haben und zu kognitivem Abbau führen. Menschen, die emotionale Unterstützung erhalten, sind besser in der Lage, Stress und Schwierigkeiten zu bewältigen, was wiederum dazu beiträgt, dass ihre kognitive Gesundheit intakt bleibt.

Emotionale Resilienz beschreibt die Fähigkeit, mit Stress, Rückschlägen und negativen Emotionen effektiv umzugehen. Menschen, die emotional resilient sind, können sich besser an schwierige Situationen anpassen und finden Wege, mit Herausforderungen umzugehen, ohne dass diese ihr psychisches oder kognitives Wohlbefinden beeinträchtigen. SuperAger zeigen oft eine hohe emotionale Resilienz, die ihnen hilft, auch in stressigen oder belastenden Lebensphasen kognitiv und emotional stabil zu bleiben.

Emotionale Resilienz könnte eine Schutzfunktion für das Gehirn darstellen. Chronischer Stress setzt das Gehirn einer hohen Belastung aus, die durch die Freisetzung von Cortisol, einem Stresshormon, verstärkt wird. Hohe Cortisolspiegel über längere Zeiträume hinweg können zu einer Schädigung des Hippocampus führen, der für das Gedächtnis und das Lernen zuständig ist. Emotionale Resilienz hilft, die negativen Auswirkungen von Stress zu minimieren und schützt so die Gehirnstrukturen, die für kognitive Funktionen entscheidend sind.

Psychische Gesundheit und kognitive Leistungsfähigkeit

Die psychische Gesundheit ist eng mit der kognitiven Gesundheit verknüpft. Menschen mit psychischen Erkrankungen wie Depressionen oder Angststörungen haben ein höheres Risiko für kognitive Beeinträchtigungen im Alter. Depressionen können zu einer Verringerung der kognitiven Flexibilität, des Gedächtnisses und der Aufmerksamkeit führen. Zudem gibt es Hinweise darauf, dass Menschen mit unbehandelten Depressionen ein erhöhtes Risiko für die Entwicklung von Demenz haben.

SuperAger, die über eine gute psychische Gesundheit verfügen, profitieren von der positiven Wechselwirkung zwischen emotionalem Wohlbefinden und kognitiver Funktion. Eine stabile psychische Gesundheit fördert die kognitive Leistungsfähigkeit, indem sie die negativen Auswirkungen von Stress und emotionalen Belastungen auf das Gehirn reduziert. Menschen, die ihre psychische Gesundheit aktiv pflegen – sei es durch soziale Unterstützung, Achtsamkeit, Stressbewältigungsstrategien oder professionelle Hilfe – schützen ihr Gehirn vor den schädlichen Auswirkungen von psychischen Belastungen.

Eine Studie der **University of California** zeigte, dass Menschen, die über eine starke emotionale Unterstützung verfügen und eine positive Lebenseinstellung haben, ihre kognitive Leistung über die Jahre besser bewahren. Emotionale Stabilität und eine positive psychische Gesundheit tragen dazu bei, dass das Gehirn auch in schwierigen Zeiten widerstandsfähig bleibt und die kognitiven Fähigkeiten intakt bleiben.

Soziale Interaktionen als Prävention gegen Demenz

Die Aufrechterhaltung eines aktiven sozialen Lebens wird auch als wichtige präventive Maßnahme gegen Demenz betrachtet. Die Interaktion mit anderen Menschen fördert nicht nur die emotionale Gesundheit, sondern fordert auch das Gedächtnis und das Denken heraus. Diskussionen, das Teilen von Geschichten oder das Lösen von Problemen in sozialen Kontexten stimulieren das Gehirn und tragen zur Aufrechterhaltung der geistigen Schärfe bei.

Darüber hinaus unterstützen soziale Interaktionen die Bildung von Oxytocin, einem Hormon, das mit emotionalem Wohlbefinden und Stressbewältigung verbunden ist. Oxytocin reduziert die negativen Auswirkungen von Stresshormonen wie Cortisol und trägt zur emotionalen Ausgeglichenheit bei. Diese hormonelle Unterstützung könnte ebenfalls dazu beitragen, dass SuperAger weniger anfällig für die negativen Auswirkungen von Stress und kognitivem Abbau sind.

Soziale Interaktionen und emotionale Gesundheit spielen eine wesentliche Rolle bei der Erhaltung der kognitiven Fähigkeiten und des allgemeinen Wohlbefindens im Alter. SuperAger profitieren in besonderem Maße von starken sozialen Netzwerken, die nicht nur emotionale Unterstützung bieten, sondern auch geistige Stimulation fördern. Die Fähigkeit, enge soziale Bindungen aufrechtzuerhalten und emotionale Resilienz zu zeigen, schützt das Gehirn vor den negativen Auswirkungen von Stress und emotionalen Belastungen. Gleichzeitig ist eine stabile psychische Gesundheit ein entscheidender Faktor für die Aufrechterhaltung der kognitiven Leistungsfähigkeit. Die Kombination aus sozialen Interaktionen, emotionaler Unterstützung und psychischer Stabilität trägt wesentlich dazu bei, dass SuperAger auch im hohen Alter geistig fit und emotional ausgeglichen bleiben.

3.5. Stressbewältigung und Schlafqualität

Stress und Schlaf haben nachweislich einen erheblichen Einfluss auf die kognitive Gesundheit, insbesondere im Alter.

Der Zusammenhang zwischen chronischem Stress, Schlafqualität und der kognitiven Leistungsfähigkeit ist in den letzten Jahrzehnten zu einem bedeutenden Forschungsthema geworden, da diese Faktoren entscheidend für die Erhaltung der geistigen Gesundheit und die Vermeidung altersbedingter kognitiver Beeinträchtigungen sind. Bei SuperAgern, die außergewöhnliche geistige Fähigkeiten auch im hohen Alter bewahren, spielen eine effektive Stressbewältigung und gute Schlafgewohnheiten eine wesentliche Rolle.

In diesem Abschnitt wird untersucht, wie Stress und Schlaf das Gehirn beeinflussen und wie effektive Bewältigungsstrategien und Schlafhygiene die kognitive Gesundheit fördern können.

Der Einfluss von Stress auf die kognitive Gesundheit

Stress ist ein natürlicher Bestandteil des Lebens, doch chronischer Stress kann erhebliche negative Auswirkungen auf die Gesundheit haben, insbesondere auf das Gehirn. Unter Stress produziert der Körper das

Stresshormon Cortisol, das kurzfristig nützlich ist, da es uns in Gefahrensituationen hilft, wachsam zu bleiben und schnell zu reagieren. Allerdings kann eine chronisch erhöhte Cortisolproduktion im Gehirn zu erheblichen Schäden führen, insbesondere in Hirnregionen wie dem Hippocampus, der für Gedächtnis und Lernen verantwortlich ist.

Chronischer Stress ist mit einer Vielzahl negativer Folgen für die kognitive Gesundheit verbunden. Cortisol, das bei langanhaltendem Stress in hohen Mengen freigesetzt wird, kann die Struktur und Funktion des Hippocampus verändern und die Neurogenese (die Bildung neuer Neuronen) hemmen. Dies führt dazu, dass die Fähigkeit des Gehirns, neue Informationen zu verarbeiten und zu speichern, beeinträchtigt wird. Es gibt Hinweise darauf, dass Menschen, die über lange Zeiträume hinweg unter chronischem Stress stehen, ein erhöhtes Risiko für kognitiven Abbau und neurodegenerative Erkrankungen wie Alzheimer haben.

Stress beeinträchtigt nicht nur das Gedächtnis, sondern auch die exekutiven Funktionen, die im präfrontalen Kortex lokalisiert sind. Diese Hirnregion ist entscheidend für die Planung, Entscheidungsfindung, Problemlösung und emotionale Regulation. Chronischer Stress kann die Funktionsweise des präfrontalen Kortex stören, was zu Konzentrationsschwierigkeiten, schlechterer Selbstkontrolle und einer reduzierten Fähigkeit führt, komplexe Aufgaben zu bewältigen.

SuperAger, die im Vergleich zu anderen älteren Menschen ihre kognitive Gesundheit besser bewahren, scheinen in der Lage zu sein, Stress besser zu bewältigen und die negativen Auswirkungen von chronischem Stress auf das Gehirn zu minimieren. Eine effektive Stressbewältigung ist daher ein wesentlicher Faktor für die Aufrechterhaltung der kognitiven Fähigkeiten. Verschiedene Stressbewältigungsstrategien wie Achtsamkeit, Meditation, regelmäßige Bewegung und soziale Unterstützung haben sich als besonders wirksam erwiesen, um die Stressbelastung zu reduzieren und die kognitive Gesundheit zu schützen.

Strategien zur Stressbewältigung und ihre Wirkung auf das Gehirn

Achtsamkeitsübungen und Meditation sind bewährte Methoden, um Stress zu reduzieren und die geistige Gesundheit zu fördern. Studien haben gezeigt, dass regelmäßige Achtsamkeitspraxis den Cortisolspiegel senken kann, wodurch die schädlichen Auswirkungen von chronischem Stress auf das Gehirn minimiert werden. Achtsamkeitstechniken fördern auch die neuronale Konnektivität im präfrontalen Kortex und im Hippocampus, was zur Verbesserung der Gedächtnisleistung und der exekutiven Funktionen beiträgt. Bei SuperAgern könnten solche Techniken helfen, die kognitive Flexibilität und Resilienz im Alter zu bewahren.

Körperliche Bewegung ist eine weitere wirksame Strategie zur Stressbewältigung, die gleichzeitig positive

Auswirkungen auf die Gehirngesundheit hat. Regelmäßige Bewegung fördert die Freisetzung von Endorphinen und reduziert die Produktion von Stresshormonen wie Cortisol. Darüber hinaus erhöht Bewegung die Durchblutung des Gehirns und unterstützt die Neurogenese, insbesondere im Hippocampus. Dies hilft, den negativen Auswirkungen von Stress entgegenzuwirken und die kognitive Leistungsfähigkeit zu erhalten.

Soziale Unterstützung spielt ebenfalls eine zentrale Rolle bei der Stressbewältigung. Menschen mit starken sozialen Netzwerken haben niedrigere Stressniveaus und bessere Bewältigungsstrategien. Der Austausch mit Freunden, Familie oder Gemeinschaften bietet emotionale Unterstützung und reduziert das Gefühl von Isolation, das oft mit Stress verbunden ist. SuperAger, die sozial gut integriert sind, profitieren daher sowohl von der emotionalen als auch von der kognitiven Unterstützung durch ihre sozialen Kontakte, was ihnen hilft, stressbedingten kognitiven Abbau zu verhindern.

Die Rolle des Schlafs bei der kognitiven Gesundheit

Schlaf ist ein entscheidender Faktor für die Gehirnfunktion und die Aufrechterhaltung der kognitiven Gesundheit. Während des Schlafs durchläuft das Gehirn verschiedene Phasen, in denen es sich regeneriert, Erinnerungen konsolidiert und neuronale Verbindungen stärkt. Schlafmangel oder gestörter Schlaf kann diese wichtigen Prozesse stören und zu kognitivem Abbau führen. Studien haben gezeigt, dass eine schlechte

Schlafqualität mit einem höheren Risiko für kognitiven Verfall und neurodegenerative Erkrankungen verbunden ist.

Ein zentraler Mechanismus, durch den Schlaf die kognitive Gesundheit fördert, ist die Gedächtniskonsolidierung, die hauptsächlich während der REM-Schlafphase (Rapid Eye Movement) stattfindet. In dieser Phase verarbeitet das Gehirn Informationen, die es während des Tages aufgenommen hat, und überträgt sie vom Kurzzeitgedächtnis ins Langzeitgedächtnis. Menschen, die zu wenig REM-Schlaf bekommen, haben oft Schwierigkeiten, sich an neue Informationen zu erinnern oder diese zu verarbeiten.

Darüber hinaus trägt der Schlaf zur Neuroplastizität bei, indem er das Gehirn dabei unterstützt, neue neuronale Verbindungen zu schaffen und bestehende zu stärken. Dies ist besonders wichtig für SuperAger, die sich durch eine hohe kognitive Flexibilität und anhaltende Lernfähigkeit auszeichnen. Eine ausreichende Schlafdauer und -qualität ermöglichen es dem Gehirn, sich optimal zu regenerieren und die kognitive Leistungsfähigkeit aufrechtzuerhalten.

Schlaf ist auch entscheidend für die Entgiftung des Gehirns. Während des Schlafs wird das glymphatische System aktiviert, ein zerebrales Reinigungsnetzwerk, das dabei hilft, schädliche Abfallstoffe wie Beta-Amyloid, das mit Alzheimer in Verbindung steht, aus dem Gehirn zu entfernen. Bei Menschen, die unter chronischem Schlafmangel leiden, kann dieses Reinigungsverfahren gestört sein, was zu einer Ansammlung dieser schädlichen Proteine und einem erhöhten Risiko für neurodegenerative Erkrankungen führen kann.

Schlafhygiene und kognitive Gesundheit

Eine gute Schlafhygiene – also Maßnahmen, die zu einem erholsamen Schlaf beitragen – ist entscheidend für die Erhaltung der kognitiven Gesundheit. Menschen, die regelmäßig genügend Schlaf bekommen und eine hohe Schlafqualität aufrechterhalten, zeigen in der Regel bessere Gedächtnisleistungen, eine höhere Konzentrationsfähigkeit und eine verbesserte exekutive Funktion.

SuperAger, die ihre kognitive Gesundheit auch im hohen Alter bewahren, achten oft auf eine gute Schlafhygiene. Hier sind einige der wichtigsten Faktoren, die zur Aufrechterhaltung einer guten Schlafhygiene beitragen:

- Regelmäßige Schlafzeiten: Ein fester Schlafrhythmus hilft, den zirkadianen Rhythmus zu regulieren, was zu einer besseren Schlafqualität führt. Menschen, die jeden Tag zur gleichen Zeit ins Bett gehen und aufstehen, haben in der Regel eine tiefere und erholsamere Schlafqualität.

- Reduktion von Stimulanzien: Koffein, Nikotin und Alkohol können den Schlaf beeinträchtigen, insbesondere wenn sie kurz vor dem Zubettgehen konsumiert werden. SuperAger vermeiden in der Regel den Konsum solcher Substanzen am Abend, um ihren Schlaf nicht zu stören.

- Schlafumgebung: Eine ruhige, dunkle und kühle Umgebung fördert den Schlaf. Studien zeigen, dass eine optimierte Schlafumgebung die Schlafqualität verbessern und die REM-Schlafphasen verlängern kann, was für die Gedächtniskonsolidierung entscheidend ist.

- Entspannungsrituale vor dem Schlafen: Achtsamkeitsübungen, Lesen oder Entspannungstechniken können helfen, den Geist zu beruhigen und Stress abzubauen, bevor man ins Bett geht. Dies fördert die Fähigkeit, schneller einzuschlafen und die Schlafqualität zu verbessern.

Wechselwirkung zwischen Stress und Schlaf

Stress und Schlaf stehen in einer engen Wechselwirkung zueinander: Chronischer Stress kann den Schlaf stören, während Schlafmangel den Körper anfälliger für Stress macht. Wenn Menschen unter chronischem Stress leiden, fällt es ihnen oft schwerer, einzuschlafen oder durchzuschlafen. Gleichzeitig kann schlechter Schlaf zu einer verstärkten Produktion von Stresshormonen wie Cortisol führen, was einen Teufelskreis aus Stress und Schlafmangel erzeugt.

SuperAger, die sowohl effektive Stressbewältigungsstrategien als auch eine gute Schlafhygiene praktizieren, brechen diesen Teufelskreis und schützen ihr Gehirn vor den negativen Auswirkungen von Stress und Schlafmangel. Die Fähigkeit, Stress zu bewältigen und ausreichend erholsamen Schlaf zu bekommen, trägt dazu bei, **die** kognitive Gesundheit und das allgemeine Wohlbefinden zu fördern. Stressbewältigung hilft, die schädlichen Auswirkungen von chronischem Stress auf das Gehirn zu minimieren, insbesondere die übermäßige Produktion des Stresshormons Cortisol, das die kognitive Funktion und die neuronale Gesundheit beeinträchtigen kann. Eine gute Stressbewältigung stärkt die emotionale Resilienz und schützt das Gehirn vor Abbauprozessen.

4. Vergleich mit typischen Alterungsprozessen

4.1. Normale altersbedingte Veränderungen im Gehirn

Normale altersbedingte Veränderungen im Gehirn umfassen eine Reihe von strukturellen und funktionellen Veränderungen, die das zentrale Nervensystem betreffen. Diese Veränderungen können zu einem allmählichen Rückgang der kognitiven und körperlichen Funktionen führen und sind Teil des normalen Alterungsprozesses. Im Folgenden wird ein Überblick über die wichtigsten neurodegenerativen Veränderungen gegeben, die typischerweise im Alter auftreten, sowie die kognitiven und körperlichen Beeinträchtigungen, die häufig damit einhergehen.

Strukturelle Veränderungen im Gehirn im Alter

Eine der am besten dokumentierten altersbedingten Veränderungen im Gehirn ist die Schrumpfung (Atrophie) bestimmter Hirnregionen, insbesondere solcher, die für Gedächtnis, Lernen und exekutive Funktionen wichtig sind.

Schrumpfung des Hippocampus

Der Hippocampus spielt eine zentrale Rolle bei der Gedächtnisbildung, insbesondere beim Transfer von Informationen aus dem Kurzzeit- in das Langzeitgedächtnis.

Im Laufe des Alterns schrumpft der Hippocampus, was zu einer Beeinträchtigung des Gedächtnisses führt. Studien zeigen, dass die Volumenabnahme des Hippocampus im Alter mit einem allmählichen Rückgang der Fähigkeit verbunden ist, neue Informationen zu lernen und sich an kürzlich Geschehens zu erinnern. Diese Schrumpfung ist einer der Hauptfaktoren, die zum kognitiven Abbau beitragen, der bei vielen älteren Menschen auftritt.

Eine Studie, die im "Journal of Neuroscience" veröffentlicht wurde, zeigte, dass der Hippocampus bei älteren Erwachsenen um etwa 1–2 % pro Jahr schrumpfen kann, insbesondere in Verbindung mit dem Auftreten von milden kognitiven Beeinträchtigungen (MCI) oder der Alzheimer-Krankheit. Diese Schrumpfung ist ein normaler Bestandteil des Alterns, aber ihr Ausmaß variiert von Person zu Person, was erklärt, warum einige ältere Menschen stärker von Gedächtnisverlust betroffen sind als andere.

Volumenverlust im präfrontalen Kortex

Der präfrontale Kortex, der für exekutive Funktionen wie Planung, Entscheidungsfindung, Problemlösung und die Regulation von Emotionen verantwortlich ist, schrumpft ebenfalls im Alter. Dieser Volumenverlust kann zu einer Beeinträchtigung der exekutiven Funktionen führen, die oft mit einer verminderten Fähigkeit verbunden ist, komplexe Aufgaben zu organisieren oder schnelle Entscheidungen zu treffen. Auch die

Impulskontrolle und die emotionale Regulation können durch die Degeneration des präfrontalen Kortex beeinträchtigt werden, was sich in emotionaler Labilität oder Schwierigkeiten bei der Anpassung an neue Situationen äußern kann.

Der Volumenverlust im präfrontalen Kortex erklärt auch, warum viele ältere Erwachsene Schwierigkeiten haben, mehrere Aufgaben gleichzeitig zu erledigen oder sich auf eine Aufgabe zu konzentrieren. Die Fähigkeit, neue Informationen schnell zu verarbeiten und darauf zu reagieren, nimmt im Alter tendenziell ab, was auf die Degeneration dieses wichtigen Hirnareals zurückzuführen ist.

Verlust an weißer Substanz und der neuronalen Konnektivität

Die weiße Substanz des Gehirns, die aus Myelin umhüllten Nervenfasern besteht, verbindet verschiedene Hirnregionen miteinander und ermöglicht eine effiziente Kommunikation zwischen ihnen. Mit zunehmendem Alter verliert das Gehirn an weißer Substanz, was die neuronale Konnektivität beeinträchtigt. Dieser Verlust kann die Geschwindigkeit der Informationsverarbeitung und die Koordination zwischen verschiedenen Hirnregionen verringern, was zu kognitiven Beeinträchtigungen führt.

Besonders betroffen sind die Verbindungen zwischen dem präfrontalen Kortex und anderen Hirnregionen.

Dieser Verlust an Konnektivität erklärt, warum ältere Menschen oft langsamer bei der Lösung von Problemen sind oder Schwierigkeiten haben, mehrere Informationen gleichzeitig zu verarbeiten. Die Degeneration der weißen Substanz steht auch im Zusammenhang mit einem erhöhten Risiko für die Entwicklung von Demenzerkrankungen.

Verlust an grauer Substanz

Graue Substanz, die aus neuronalen Zellkörpern besteht, nimmt im Alter ebenfalls ab. Dieser Verlust betrifft besonders die Hirnrinde, einschließlich des temporalen Lappens, der für das Hören, Verstehen von Sprache und Gedächtnis wichtig ist, und des parietalen Lappens, der für die räumliche Orientierung und die Verarbeitung sensorischer Informationen verantwortlich ist. Der Verlust an grauer Substanz trägt zum allgemeinen kognitiven Abbau bei und kann Schwierigkeiten bei der Gedächtnisbildung, Sprachverarbeitung und räumlichen Navigation verursachen.

Kognitive Beeinträchtigungen im Alter

Die strukturellen Veränderungen im Gehirn gehen oft mit einem allmählichen Rückgang der kognitiven Fähigkeiten einher. Zu den typischen kognitiven Beeinträchtigungen im Alter gehören:

Gedächtnisverlust

Gedächtnisprobleme sind eine der häufigsten kognitiven Beschwerden im Alter. Während das Kurzzeitgedächtnis im Laufe des Alters relativ gut erhalten bleibt, wird das Langzeitgedächtnis zunehmend beeinträchtigt. Es fällt älteren Menschen oft schwer, sich an neue Informationen zu erinnern oder Namen und Daten zu behalten. Die Erinnerungen an frühere Ereignisse sind in der Regel besser intakt, doch die Fähigkeit, neue Erinnerungen zu speichern und abzurufen, nimmt ab.

Verlangsamte Verarbeitungsgeschwindigkeit

Mit zunehmendem Alter verlangsamt sich die Verarbeitungsgeschwindigkeit des Gehirns. Ältere Menschen benötigen oft mehr Zeit, um Informationen zu verarbeiten und Entscheidungen zu treffen. Diese Verlangsamung kann dazu führen, dass einfache Aufgaben länger dauern oder dass ältere Erwachsene Schwierigkeiten haben, schnelle Reaktionen zu zeigen, z. B. beim Führen eines Fahrzeugs.

Eingeschränkte exekutive Funktionen

Die Degeneration des präfrontalen Kortex führt zu einer Beeinträchtigung der exekutiven Funktionen. Dies kann sich in Schwierigkeiten bei der Planung und Organisation von Aufgaben, der Problemlösung und der Flexibilität beim Wechseln zwischen Aufgaben äußern. Viele ältere Erwachsene berichten von Problemen bei der

Koordination von mehreren Aufgaben oder der Aufrechterhaltung der Aufmerksamkeit über längere Zeiträume.

Verminderte kognitive Flexibilität und Multitasking

Die Fähigkeit, zwischen verschiedenen Aufgaben zu wechseln oder mehrere Aufgaben gleichzeitig auszuführen, wird im Alter oft beeinträchtigt. Kognitive Flexibilität, die Fähigkeit, sich schnell an neue Informationen oder veränderte Umstände anzupassen, nimmt ab, was ältere Menschen anfälliger für kognitive Überforderung macht.

Abnahme der Aufmerksamkeitskontrolle

Die Kontrolle und Fokussierung der Aufmerksamkeit wird ebenfalls durch altersbedingte Hirnveränderungen beeinträchtigt. Ältere Erwachsene haben oft Schwierigkeiten, ihre Aufmerksamkeit über längere Zeiträume auf eine Aufgabe zu richten, und werden leichter von ablenkenden Reizen gestört.

Körperliche Beeinträchtigungen im Alter

Neben den kognitiven Veränderungen treten im Alter auch körperliche Beeinträchtigungen auf, die ebenfalls auf neuronale Degeneration zurückzuführen sind.

Bewegungskontrolle und motorische Fähigkeiten

Der Verlust von grauer und weißer Substanz in den motorischen Bereichen des Gehirns, wie dem Kleinhirn und den Basalganglien, kann zu einer Abnahme der Bewegungskontrolle führen. Dies kann sich in einer verlangsamten Gehgeschwindigkeit, einer schlechteren Koordination und einem erhöhten Sturzrisiko äußern. Viele ältere Menschen entwickeln auch zittrige Bewegungen oder eine allgemeine Ungeschicklichkeit bei feinmotorischen Aufgaben.

Verminderte sensorische Verarbeitung

Die sensorische Verarbeitung, einschließlich des Hörens, Sehens und der taktilen Wahrnehmung, nimmt im Alter oft ab. Dies liegt teilweise am Verlust von sensorischen Neuronen und deren Verbindungen im Gehirn. Eine reduzierte sensorische Wahrnehmung kann die Lebensqualität beeinträchtigen und die Fähigkeit, auf Umweltreize zu reagieren, einschränken.

Körperliche Reaktionszeit

Die körperliche Reaktionszeit verlangsamt sich, da die neuronalen Netzwerke, die für die Koordination von Bewegungen und die Verarbeitung von Sinneseindrücken zuständig sind, an Effizienz verlieren. Dies kann sich bei älteren Menschen in langsameren Reaktionen auf physische und visuelle Reize äußern.

Die normalen altersbedingten Veränderungen im Gehirn, einschließlich der Schrumpfung des Hippocampus und des präfrontalen Kortex, des Verlusts an grauer und weißer Substanz sowie der Degeneration neuronaler Verbindungen, führen zu einer Reihe von kognitiven und körperlichen Beeinträchtigungen. Gedächtnisverlust, verringerte Verarbeitungsgeschwindigkeit, beeinträchtigte exekutive Funktionen und eine reduzierte Bewegungskoordination sind typische Folgen dieser neurodegenerativen Prozesse. Diese Veränderungen variieren jedoch in ihrem Ausmaß und Tempo von Person zu Person, was erklärt, warum einige Menschen im Alter stärker betroffen sind als andere. Bei SuperAgern scheinen diese Prozesse langsamer abzulaufen, was ihnen hilft, ihre kognitiven und körperlichen Fähigkeiten auch im hohen Alter zu bewahren.

4.2. Unterschiede zwischen SuperAgern und "normal" alternden Personen

SuperAger sind eine besondere Gruppe von älteren Menschen, die im Gegensatz zu ihren Altersgenossen herausragende kognitive und körperliche Fähigkeiten beibehalten. Diese Fähigkeit, selbst im hohen Alter geistig und körperlich auf einem Niveau zu agieren, das typischerweise bei deutlich jüngeren Menschen zu finden ist, unterscheidet sie signifikant von "normal" alternden Personen. In diesem Abschnitt werden die Unterschiede zwischen SuperAgern und normal alternden Personen sowohl aus neurologischer als auch aus psychologischer Perspektive analysiert. Dabei werden Ergebnisse aus Gehirnscans und kognitiven Tests herangezogen, um die speziellen Merkmale von SuperAgern besser zu verstehen.

Strukturelle Unterschiede im Gehirn: Gehirnscans im Vergleich

Ein wesentlicher Unterschied zwischen SuperAgern und normal alternden Menschen zeigt sich in der Struktur des Gehirns, insbesondere in der Erhaltung bestimmter Hirnregionen, die für kognitive Funktionen von zentraler Bedeutung sind.

Präfrontaler Kortex

Der präfrontale Kortex ist eine Region des Gehirns, die für exekutive Funktionen wie Entscheidungsfindung, Problemlösung, Planung und emotionale Regulation verantwortlich ist. Gehirnscans von SuperAgern zeigen, dass diese Hirnregion im Vergleich zu normal alternden Menschen wesentlich besser erhalten bleibt. Während der präfrontale Kortex bei normal alternden Personen mit zunehmendem Alter signifikant schrumpft, bleibt er bei SuperAgern fast auf einem Niveau, das mit jüngeren Erwachsenen vergleichbar ist.

Eine Studie der Northwestern University, die sich auf SuperAger konzentrierte, zeigte, dass der präfrontale Kortex von SuperAgern im Alter deutlich dicker bleibt als der von normal alternden Personen. Diese Erhaltung der Dicke und der strukturellen Integrität des präfrontalen Kortex wird als eine der Hauptursachen dafür angesehen, dass SuperAger ihre exekutiven Funktionen so gut bewahren können. In kognitiven Tests, die Fähigkeiten wie Problemlösen und Entscheidungsfindung messen, schneiden SuperAger deutlich besser ab als ihre normal alternden Altersgenossen.

Anterior cingulärer Kortex

Der anterior cinguläre Kortex (ACC), eine Hirnregion, die für die Steuerung von Aufmerksamkeit und die emotionale Regulation wichtig ist, zeigt ebenfalls Unterschiede zwischen SuperAgern und normal alternden Personen. Gehirnscans von SuperAgern zeigen, dass der ACC bei ihnen weniger schrumpft als bei normal alternden Menschen. Der Erhalt dieser Region könnte erklären, warum SuperAger oft eine bessere emotionale Kontrolle und ein höheres Maß an Aufmerksamkeit zeigen. Während bei normal alternden Menschen die Fähigkeit, sich über längere Zeit auf eine Aufgabe zu konzentrieren, häufig nachlässt, bleibt diese Fähigkeit bei SuperAgern gut erhalten.

Hippocampus

Der Hippocampus, der für das Gedächtnis und das Lernen von zentraler Bedeutung ist, schrumpft im Alter bei den meisten Menschen, was zu einer Abnahme der Gedächtnisleistung führt. Bei SuperAgern ist jedoch eine geringere Schrumpfung des Hippocampus zu beobachten. Dies führt dazu, dass sie in Gedächtnistests deutlich besser abschneiden als normal alternde Personen. Studien zeigen, dass SuperAger nicht nur weniger Gedächtnisverlust erleben, sondern auch bei der Bewältigung neuer Informationen und dem Abrufen alter Erinnerungen erfolgreicher sind.

Eine fMRT-Studie (funktionelle Magnetresonanztomographie) zeigte, dass der Hippocampus bei SuperAgern eine höhere neuronale Aktivität aufweist, wenn sie Gedächtnisaufgaben bewältigen, im Vergleich zu normal alternden Menschen. Dies deutet darauf hin, dass der Hippocampus bei SuperAgern sowohl strukturell als auch funktional besser erhalten bleibt.

Weiße Substanz und Konnektivität

Studien haben ebenfalls gezeigt, dass die weiße Substanz, die die Kommunikation zwischen verschiedenen Hirnregionen ermöglicht, bei SuperAgern besser erhalten bleibt. Die Degeneration der weißen Substanz führt bei normal alternden Personen zu einer Verlangsamung der Informationsverarbeitung und zu einer Beeinträchtigung der Koordination zwischen verschiedenen Hirnarealen. Bei SuperAgern hingegen bleibt die Integrität der weißen Substanz länger erhalten, was ihre kognitive Flexibilität und Effizienz bei der Lösung komplexer Aufgaben verbessert.

Gehirnscans, die die funktionale Konnektivität untersuchen, zeigen, dass SuperAger eine bessere Kommunikation zwischen den verschiedenen Hirnregionen haben.

Dies könnte erklären, warum sie in Tests, die Multitasking oder die Lösung komplexer Probleme erfordern, besonders gut abschneiden. Ihre Gehirne scheinen besser vernetzt zu sein, was eine effizientere Nutzung ihrer kognitiven Ressourcen ermöglicht.

Kognitive Unterschiede: Testleistungen im Vergleich

SuperAger zeigen nicht nur strukturelle Unterschiede im Gehirn, sondern schneiden auch bei kognitiven Tests deutlich besser ab als normal alternde Menschen.

Gedächtnisleistung

In Tests, die das episodische Gedächtnis (die Erinnerung an vergangene Ereignisse) und das Arbeitsgedächtnis (die kurzfristige Verarbeitung von Informationen) bewerten, schneiden SuperAger signifikant besser ab. Während normal alternde Menschen oft Schwierigkeiten haben, sich an kürzlich erworbene Informationen zu erinnern oder mehrere Informationen gleichzeitig zu verarbeiten, gelingt es SuperAgern, diese Aufgaben auf einem Niveau zu bewältigen, das mit jüngeren Erwachsenen vergleichbar ist.

Eine Studie der Harvard University fand heraus, dass SuperAger bei standardisierten Gedächtnistests, wie der Wiedergabe von Wortlisten oder der Erinnerung an Geschichten, außergewöhnlich gut abschnitten, während normal alternde Erwachsene einen signifikanten Rückgang der Gedächtnisleistung aufwiesen.

Exekutive Funktionen und kognitive Flexibilität

In Tests, die exekutive Funktionen und kognitive Flexibilität messen – wie die Fähigkeit, schnell zwischen verschiedenen Aufgaben zu wechseln oder komplexe Entscheidungen zu treffen –, zeigen SuperAger ebenfalls überlegene Leistungen. Normal alternde Menschen neigen dazu, in solchen Tests langsamer zu reagieren und weniger flexibel zu sein, wenn sie mit unerwarteten Aufgaben oder Herausforderungen konfrontiert werden. SuperAger hingegen zeigen eine schnelle Reaktionsfähigkeit und Anpassungsfähigkeit.

Stroop-Tests, die die Fähigkeit messen, auf widersprüchliche Informationen zu reagieren (z.b. das Wort „Rot" in blauer Farbe gedruckt zu sehen und die Farbe statt des Wortes zu benennen), zeigen, dass SuperAger eine bemerkenswerte Fähigkeit haben, irrelevante Informationen zu ignorieren und sich auf die Aufgabe zu konzentrieren. Normal alternde Menschen haben häufig Schwierigkeiten, irrelevante Reize zu unterdrücken, was zu einer langsameren und weniger genauen Leistung führt.

Aufmerksamkeit und Konzentration

SuperAger schneiden in Aufmerksamkeitstests besser ab als normal alternde Personen. Sie sind in der Lage, ihre Aufmerksamkeit über längere Zeiträume zu fokussieren und sich weniger von ablenkenden Reizen stören zu lassen. Dies könnte mit der besseren Erhaltung des anterior cingulären Kortex zusammenhängen, der eine wichtige Rolle bei der Steuerung der Aufmerksamkeit spielt. Normal alternde Menschen haben oft Schwierigkeiten, ihre Aufmerksamkeit aufrechtzuerhalten und werden leicht abgelenkt, was ihre kognitive Leistung beeinträchtigt.

Verarbeitungsgeschwindigkeit

Die Verarbeitungsgeschwindigkeit nimmt bei normal alternden Menschen oft ab, was sich in einer langsameren Reaktion auf Aufgaben und einer längeren Bearbeitungszeit äußert. SuperAger zeigen jedoch eine beeindruckend schnelle Verarbeitungsgeschwindigkeit, die fast auf dem Niveau jüngerer Menschen liegt. Dies könnte auf die bessere Erhaltung der weißen Substanz und die effizientere Kommunikation zwischen den verschiedenen Hirnregionen zurückzuführen sein.

Psychologische Unterschiede: Motivation und Resilienz

Neben den strukturellen und kognitiven Unterschieden gibt es auch psychologische Faktoren, die SuperAger von normal alternden Personen unterscheiden. SuperAger neigen dazu, über eine ausgeprägte emotionale Resilienz, eine hohe Motivation und eine positive Lebenseinstellung zu verfügen.

Emotionale Resilienz

SuperAger scheinen besser in der Lage zu sein, mit Stress, Rückschlägen und emotionalen Herausforderungen umzugehen. Sie zeigen eine hohe emotionale Stabilität und lassen sich durch negative Erlebnisse weniger aus der Fassung bringen. Diese emotionale Resilienz schützt das Gehirn vor den schädlichen Auswirkungen von chronischem Stress und fördert die Erhaltung der kognitiven Gesundheit.

Hohe Motivation und Zielstrebigkeit

Ein weiterer psychologischer Unterschied zwischen SuperAgern und normal alternden Personen ist ihre ausgeprägte Motivation und Zielstrebigkeit. SuperAger zeigen eine starke intrinsische Motivation, sich geistigen und körperlichen Herausforderungen zu stellen und aktiv zu bleiben. Diese anhaltende Neugier und das Streben nach neuen Zielen halten das Gehirn aktiv und fördern die neuronale Plastizität.

Optimismus und positive Einstellung

SuperAger zeichnen sich häufig durch eine optimistische Lebenseinstellung aus. Diese positive Sichtweise auf das Leben könnte dazu beitragen, dass sie stressige Situationen besser bewältigen und ihre geistige Gesundheit bewahren. Positive Emotionen sind mit einer verbesserten kognitiven Flexibilität und einer geringeren

Wahrscheinlichkeit für kognitive Beeinträchtigungen verbunden.

Zusammenfassend lässt sich sagen, dass SuperAger sich in mehrfacher Hinsicht von normal alternden Menschen unterscheiden. Gehirnscans zeigen, dass bestimmte Hirnregionen, wie der präfrontale Kortex und der Hippocampus, bei SuperAgern besser erhalten bleiben, was zu einer überlegenen kognitiven Leistung führt. In kognitiven Tests schneiden SuperAger in Bereichen wie Gedächtnis, exekutiven Funktionen, Aufmerksamkeit und Verarbeitungsgeschwindigkeit deutlich besser ab. Darüber hinaus spielen emotionale Resilienz, Motivation und eine positive Einstellung eine wichtige Rolle bei der Aufrechterhaltung ihrer kognitiven und psychologischen Gesundheit. Diese Unterschiede machen SuperAger zu einer einzigartigen Gruppe, die wertvolle Einblicke in die Mechanismen des erfolgreichen Alterns bietet.

5. Gesundheitspolitische und gesellschaftliche Implikationen

5.1. Bedeutung für das Gesundheitswesen

Die Entdeckung und Erforschung von SuperAgern bietet weitreichende Implikationen für das Gesundheitswesen, insbesondere in einer Zeit, in der die Alterung der Bevölkerung weltweit zu einer der größten Herausforderungen für die Gesundheitssysteme geworden ist. SuperAger sind Menschen, die ihre kognitiven und körperlichen Fähigkeiten auch im hohen Alter auf einem bemerkenswerten Niveau bewahren. Das Verständnis der Mechanismen, die hinter diesem erfolgreichen Altern stehen, könnte helfen, nicht nur die Lebensqualität älterer Menschen zu verbessern, sondern auch die Gesundheitskosten erheblich zu senken. In diesem Abschnitt wird diskutiert, wie die Erforschung von SuperAgern zur Reduzierung der Notwendigkeit teurer Pflege- und Behandlungsmaßnahmen im Alter beitragen könnte.

Vermeidung von altersbedingten Erkrankungen und kognitivem Abbau

Eine der bedeutendsten Auswirkungen der SuperAger-Forschung liegt in der Prävention von altersbedingten Erkrankungen, insbesondere neurodegenerativen Erkrankungen wie Alzheimer, Demenz und Parkinson. Diese Erkrankungen belasten das Gesundheitssystem erheblich, da sie oft zu einem langwierigen Pflegebedarf führen, einschließlich der Notwendigkeit stationärer Pflegeeinrichtungen oder spezialisierter Demenzbetreuung. Die jährlichen Kosten für die Behandlung von Demenzpatienten allein belaufen sich weltweit auf Hunderte von Milliarden Dollar und steigen mit der wachsenden Zahl älterer Menschen weiter an.

SuperAger, die trotz ihres Alters keine oder nur minimale kognitive Beeinträchtigungen aufweisen, bieten wertvolle Erkenntnisse darüber, wie das Gehirn widerstandsfähig gegen neurodegenerative Prozesse bleibt. Wenn es gelingt, die Mechanismen zu entschlüsseln, die SuperAger vor kognitivem Abbau schützen, könnten Präventionsstrategien entwickelt werden, die den allgemeinen altersbedingten kognitiven Verfall verlangsamen oder verhindern. Dies könnte bedeuten, dass viele Menschen länger in der Lage wären, unabhängig zu leben und einen hohen Lebensstandard zu bewahren, was die Notwendigkeit für kostspielige Langzeitpflege und spezialisierte Betreuung reduzieren würde.

Ein bedeutender Ansatz ist dabei die Förderung der kognitiven Reserve und der Neuroplastizität, die bei SuperAgern besonders ausgeprägt sind. Wenn die Faktoren, die zur Bildung einer robusten kognitiven Reserve beitragen – wie Bildung, geistige Stimulation, soziale Interaktionen und körperliche Aktivität – in größerem Maßstab in die Präventions- und Gesundheitsprogramme integriert werden, könnten mehr Menschen von den Vorteilen profitieren, die SuperAger aufweisen. Gesundheitsinitiativen, die kognitives Training, regelmäßige Bewegung und soziale Vernetzung fördern, könnten dazu beitragen, den kognitiven Abbau in der Allgemeinbevölkerung zu verlangsamen.

Senkung der Gesundheitskosten durch Prävention

Die Gesundheitskosten steigen weltweit dramatisch an, insbesondere aufgrund der zunehmenden Lebenserwartung und der damit verbundenen höheren Inzidenz von chronischen und altersbedingten Krankheiten. Die Erforschung von SuperAgern und die Umsetzung ihrer Strategien zur Förderung des gesunden Alterns könnte einen präventiven Ansatz darstellen, der hilft, die Krankheitslast zu reduzieren und somit die Gesundheitskosten langfristig zu senken.

Präventionsprogramme, die auf den Erkenntnissen der SuperAger-Forschung basieren, könnten beispielsweise dazu beitragen, die Zahl der Menschen zu verringern, die im Alter an schwerwiegenden kognitiven Beeinträchtigungen oder an Mobilitätseinschränkungen leiden. Wenn Menschen länger in der Lage sind, ihre Unabhängigkeit zu bewahren und ein aktives Leben zu führen, verringert sich die Notwendigkeit für intensive medizinische Eingriffe, Langzeitpflege und spezialisierte Behandlungseinrichtungen.

Zu den spezifischen Bereichen, in denen durch die SuperAger-Forschung inspirierte Präventionsprogramme Einsparungen im Gesundheitswesen ermöglichen könnten, gehören:

- Frühzeitige Erkennung und Intervention bei kognitivem Abbau: Die Entwicklung von Programmen, die frühzeitig auf potenzielle Anzeichen von kognitivem Abbau reagieren, könnte dazu beitragen, den Beginn neurodegenerativer Erkrankungen zu verzögern oder zu verhindern. Hierzu könnten kognitive Trainingsprogramme gehören, die auf die Verbesserung der exekutiven Funktionen und des Gedächtnisses abzielen.

- Förderung von körperlicher Aktivität und Bewegung: SuperAger zeigen oft ein hohes Maß an körperlicher Aktivität, das ihre Gehirn- und Körpergesundheit unterstützt. Bewegungsprogramme, die auf ältere Erwachsene ausgerichtet sind und ihre Mobilität sowie ihre kognitive Gesundheit fördern, könnten kostspielige medizinische Eingriffe und Langzeitpflege verhindern, indem sie die allgemeine Gesundheit verbessern und das Risiko von Stürzen, Knochenbrüchen und anderen altersbedingten körperlichen Beschwerden verringern.

- Ernährungsinterventionen: Ernährung spielt eine zentrale Rolle für die Gesundheit von SuperAgern. Gesundheitsprogramme, die die Einhaltung von Diäten wie der Mittelmeerdiät fördern, könnten zu einer Reduzierung von Entzündungen und dem Risiko für altersbedingte Erkrankungen beitragen. Die Integration solcher

Ernährungsrichtlinien in die Gesundheitsversorgung könnte auf lange Sicht dazu beitragen, medizinische Kosten durch weniger chronische Erkrankungen zu senken.

Verlängerung der Unabhängigkeit und Selbstversorgung

Ein weiterer Aspekt, in dem die Forschung zu SuperAgern große Bedeutung für das Gesundheitswesen hat, ist die potenzielle Verlängerung der Unabhängigkeit älterer Menschen. Der Verlust der Unabhängigkeit ist einer der Hauptgründe, warum ältere Erwachsene Pflegebedürftigkeit entwickeln. Wenn ältere Menschen ihre kognitiven und körperlichen Fähigkeiten länger erhalten, sind sie in der Lage, selbstständig zu bleiben und benötigen weniger externe Unterstützung.

SuperAger dienen als Vorbild für den Erhalt der Unabhängigkeit, da sie oft bis ins hohe Alter geistig und körperlich aktiv bleiben und nur selten auf Pflege- und Unterstützungsdienste angewiesen sind. Die Forschung legt nahe, dass durch gezielte Präventionsmaßnahmen und Interventionen, die auf den Faktoren beruhen, die SuperAger fördern – wie soziale Interaktionen, körperliche Aktivität, gesunde Ernährung und kognitive Stimulation – mehr ältere Menschen ihre Unabhängigkeit bewahren könnten.

Dies hätte nicht nur positive Auswirkungen auf die Lebensqualität der betroffenen Personen, sondern würde auch die Belastung des Pflegesektors erheblich verringern. Pflegeeinrichtungen und betreute Wohnanlagen sind kostspielig, sowohl für die Betroffenen als auch für die Gesundheitssysteme. Wenn es gelingt, die Anzahl der Menschen zu reduzieren, die im Alter auf stationäre oder intensive Pflege angewiesen sind, könnte das Gesundheitswesen immense Einsparungen erzielen.

Reduzierung der Belastung für informelle Pflegekräfte

Neben den direkten Gesundheitskosten, die durch Pflege und medizinische Behandlungen entstehen, trägt auch die informelle Pflege durch Familienangehörige eine erhebliche Last. Millionen von Menschen weltweit betreuen ihre älteren Angehörigen zu Hause, was oft mit erheblichen emotionalen, zeitlichen und finanziellen Belastungen verbunden ist.

Wenn durch die Erkenntnisse aus der SuperAger-Forschung mehr Menschen im Alter länger unabhängig bleiben und keine intensive Betreuung benötigen, würde dies auch die Belastung für diese informellen Pflegekräfte reduzieren. Das könnte sich nicht nur positiv auf das Wohlbefinden der Familien auswirken, sondern auch die indirekten Kosten senken, die durch verlorene Arbeitszeit, psychische Belastungen und die gesundheitlichen Probleme der Pflegekräfte entstehen.

Förderung eines aktiven Alterns als öffentliches Gesundheitsziel

Die Erforschung von SuperAgern könnte zu einem Paradigmenwechsel in der Alterspolitik und im öffentlichen Gesundheitswesen führen. Anstatt den Fokus ausschließlich auf die Behandlung altersbedingter Krankheiten zu legen, könnte das Ziel eines aktiven und erfolgreichen Alterns in den Vordergrund rücken. Dies könnte durch die Förderung von Lebensstilmaßnahmen und -interventionen geschehen, die die Mechanismen unterstützen, die SuperAger vor altersbedingtem kognitivem und körperlichem Abbau schützen.

Regierungen und Gesundheitssysteme könnten Programme und Richtlinien entwickeln, die sich auf die Förderung von körperlicher Aktivität, geistiger Stimulation, sozialer Interaktion und gesunder Ernährung konzentrieren, um eine möglichst breite Bevölkerung zu erreichen. Solche Maßnahmen könnten die langfristige Belastung durch altersbedingte Krankheiten verringern und die Lebensqualität älterer Menschen deutlich verbessern.

Die Erforschung von SuperAgern könnte das Gesundheitswesen grundlegend verändern, indem sie wertvolle Einblicke in die Mechanismen des erfolgreichen Alterns bietet. Die Anwendung dieser Erkenntnisse könnte zur Entwicklung von Präventionsstrategien und -programmen führen, die nicht nur die Lebensqualität der alternden Bevölkerung verbessern, sondern auch die Gesundheitskosten erheblich senken. Durch die Förderung von kognitiver und körperlicher Gesundheit, die Verlängerung der Unabhängigkeit und die Reduzierung des Pflegebedarfs könnte die SuperAger-Forschung dazu beitragen, die Belastungen der Gesundheitssysteme in einer alternden Gesellschaft nachhaltig zu verringern.

5.2. Soziale und kulturelle Bedeutung von SuperAgern

Die Entdeckung und Erforschung von SuperAgern könnte das traditionelle Bild des Alterns in der Gesellschaft grundlegend verändern. Über Jahrhunderte hinweg wurde das Alter oft mit körperlichem Verfall, kognitivem Abbau und Abhängigkeit assoziiert. Dieses stereotype Bild prägt sowohl die öffentliche Wahrnehmung als auch die sozialen und kulturellen Erwartungen, was es bedeutet, zu altern. SuperAger, die im hohen Alter bemerkenswert gesunde kognitive und körperliche Funktionen bewahren, stellen dieses Bild in Frage und bieten eine alternative Perspektive auf das Altern – eine, die auf Vitalität, Unabhängigkeit und geistiger Schärfe basiert.

In diesem Abschnitt wird untersucht, wie SuperAger das gesellschaftliche Bild des Alterns beeinflussen könnten und ob sie möglicherweise eine neue Altersnorm repräsentieren, die das traditionelle Verständnis des Alterns verändert und erweiterte Möglichkeiten für das Altern aufzeigt.

Das traditionelle Bild des Alterns

Das traditionelle Bild des Alterns ist stark von negativen Stereotypen geprägt. In vielen Gesellschaften gilt das Alter als Phase des unvermeidlichen körperlichen und geistigen Verfalls. Dies wird häufig durch Bilder von Hilfsbedürftigkeit, Gebrechlichkeit und dem Verlust der geistigen Fähigkeiten dargestellt. Ältere Menschen werden oft als weniger produktiv, weniger anpassungsfähig und als eine Gruppe gesehen, die vor allem pflegebedürftig ist. Diese Sichtweise wird durch die Tatsache verstärkt, dass ein großer Teil der älteren Bevölkerung von altersbedingten Krankheiten wie Demenz, Herz-Kreislauf-Erkrankungen und Mobilitätseinschränkungen betroffen ist.

Diese negativen Stereotypen haben tiefgreifende Auswirkungen auf die Gesellschaft und prägen, wie ältere Menschen behandelt werden und welche Erwartungen an sie gestellt werden. Viele ältere Erwachsene übernehmen selbst diese eingeschränkte Sichtweise und erwarten, dass ihr eigenes Altern mit zunehmender Schwäche und Abhängigkeit einhergeht. Dies führt häufig zu einer Reduzierung ihrer sozialen und beruflichen Aktivitäten sowie zu einem Rückzug aus dem öffentlichen Leben.

SuperAger als Gegenmodell: Ein positives Bild des Alterns

SuperAger stellen ein deutliches Gegenmodell zu diesen traditionellen Stereotypen dar. Sie beweisen, dass das

Altern nicht zwangsläufig mit einem signifikanten körperlichen und geistigen Verfall einhergehen muss. Stattdessen zeigen sie, dass es möglich ist, auch im hohen Alter auf einem hohen kognitiven und physischen Niveau zu funktionieren – ähnlich wie Menschen, die viele Jahre jünger sind. Diese Erkenntnisse sind bahnbrechend, da sie die Möglichkeit eröffnen, das Altern als eine Phase des Lebens zu betrachten, die weiterhin von Produktivität, Vitalität und geistiger Schärfe geprägt sein kann.

Durch ihre außergewöhnliche Gesundheit und Leistungsfähigkeit vermitteln SuperAger ein positiveres Bild des Alterns, das Altern als einen Prozess zeigt, der nicht zwingend zu einem kognitiven oder physischen Verfall führen muss. Dies könnte ältere Menschen ermutigen, aktiver und optimistischer auf das eigene Altern zu blicken, und gleichzeitig die Gesellschaft dazu bringen, ältere Menschen in einem neuen Licht zu sehen. Anstatt das Alter als eine Zeit der Abhängigkeit und des Rückzugs zu betrachten, könnten SuperAger das Bild des Alters als eine Phase der Weiterentwicklung, des Lernens und der aktiven Teilnahme am gesellschaftlichen Leben neu definieren.

SuperAger als neue Altersnorm?

Die Frage, ob SuperAger eine neue Altersnorm repräsentieren könnten, hängt davon ab, wie verbreitet ihre Eigenschaften in der breiteren Bevölkerung werden könnten.

Es ist wichtig zu betonen, dass SuperAger derzeit eine relativ kleine und außergewöhnliche Gruppe darstellen. Ihre kognitiven und physischen Fähigkeiten sind außergewöhnlich und heben sie von der Mehrheit der älteren Bevölkerung ab. Doch die Forschung zu SuperAgern zeigt, dass viele der Faktoren, die zu ihrem erfolgreichen Altern beitragen – wie körperliche Aktivität, soziale Interaktionen, gesunde Ernährung und geistige Stimulation – potenziell von einer breiteren Bevölkerung umgesetzt werden könnten.

Wenn mehr Menschen durch gezielte Maßnahmen und Präventionsprogramme dazu in der Lage wären, ihre kognitiven und körperlichen Fähigkeiten länger zu erhalten, könnte dies dazu führen, dass die Eigenschaften von SuperAgern in Zukunft zu einer neuen Norm des Alterns werden. Dies würde bedeuten, dass das hohe Alter nicht mehr automatisch mit Gebrechlichkeit und kognitiven Beeinträchtigungen assoziiert wird, sondern als eine Lebensphase gesehen wird, in der Menschen weiterhin aktiv und produktiv sein können.

Gesundheits- und Sozialprogramme, die auf die Förderung von kognitiver und körperlicher Gesundheit im Alter abzielen, könnten diesen Wandel unterstützen. Wenn diese Programme erfolgreich sind, könnten sie das durchschnittliche Funktionsniveau älterer Menschen anheben und das traditionelle Bild des Alters als unvermeidlicher Verfall herausfordern.

Soziale und kulturelle Auswirkungen der SuperAger-Forschung

Die Erforschung von SuperAgern hat das Potenzial, die gesellschaftlichen und kulturellen Erwartungen an das Altern grundlegend zu verändern. In vielen Kulturen wird das Alter als ein Zustand wahrgenommen, der mit einer geringeren gesellschaftlichen Rolle verbunden ist. Ältere Menschen werden oft als weniger fähig angesehen, zur Gesellschaft beizutragen, und sind häufig von wichtigen gesellschaftlichen Bereichen wie dem Arbeitsmarkt oder politischen Entscheidungsprozessen ausgeschlossen. Die SuperAger-Forschung könnte dieses Bild verschieben, indem sie zeigt, dass ältere Menschen, die ihre kognitiven Fähigkeiten bewahren, weiterhin bedeutende Beiträge zur Gesellschaft leisten können.

Ein weiterer wichtiger Aspekt ist die Veränderung der Selbstwahrnehmung älterer Menschen. Viele Menschen gehen davon aus, dass ihr Leben im Alter zwangsläufig durch den Verlust von Fähigkeiten und den Rückzug aus dem aktiven Leben geprägt sein wird. SuperAger bieten ein inspirierendes Gegenmodell und könnten ältere Menschen ermutigen, aktiver zu bleiben und mehr für ihre eigene Gesundheit zu tun, anstatt sich in passiver Akzeptanz der Alterserscheinungen zurückzuziehen. Wenn ältere Menschen sehen, dass kognitive und körperliche Gesundheit auch im hohen Alter bewahrt werden kann, könnten sie motiviert werden, Maßnahmen zu ergreifen, die ihre Gesundheit fördern – wie regelmäßige Bewegung, gesunde Ernährung und geistige Stimulation.

SuperAger als Vorbilder für ein gesundes Altern

SuperAger könnten auch als Vorbilder für ein gesundes Altern dienen. Ihre außergewöhnliche Fähigkeit, im Alter geistig und körperlich leistungsfähig zu bleiben, bietet einen positiven Leitfaden für jüngere und ältere Menschen gleichermaßen. Sie demonstrieren, dass viele der negativen Aspekte des Alterns nicht unvermeidlich sind, sondern durch bestimmte Lebensstilfaktoren beeinflusst werden können. Die mediale Darstellung von SuperAgern könnte dazu beitragen, das Altersbild in der Öffentlichkeit zu verändern und älteren Menschen eine neue Vision dessen zu bieten, was im Alter möglich ist.

Medien und Kultur spielen eine wesentliche Rolle bei der Gestaltung der öffentlichen Wahrnehmung des Alterns. Wenn SuperAger als Vorbilder für ein erfolgreiches Altern in den Fokus rücken, könnten sie das Bild von älteren Menschen in der Populärkultur verändern. Statt das Alter als eine Phase des Verlustes zu betrachten, könnte es als eine Zeit der Erfüllung und aktiven Teilnahme an der Gesellschaft angesehen werden.

Potenzielle Herausforderungen bei der Verbreitung der SuperAger-Idee

Obwohl SuperAger ein positives und inspirierendes Modell für das Altern bieten, gibt es auch Herausforderungen bei der breiten Anwendung dieses Modells. Zum einen handelt es sich bei SuperAgern um eine relativ kleine Gruppe von Menschen, die möglicherweise genetische oder biologische Vorteile haben, die nicht auf die gesamte Bevölkerung übertragbar sind. Zudem erfordert das Aufrechterhalten der SuperAger-Eigenschaften oft ein hohes Maß an Engagement für gesunde Lebensgewohnheiten, was nicht immer für alle Menschen gleichermaßen erreichbar ist, insbesondere in sozioökonomisch benachteiligten Bevölkerungsgruppen.

Ein weiterer Punkt ist, dass die sozialen und strukturellen Bedingungen in vielen Ländern nicht immer die aktive Teilnahme älterer Menschen fördern. Soziale Isolation, fehlende Ressourcen für Bildung und körperliche Aktivität sowie der eingeschränkte Zugang zu qualitativ hochwertiger Gesundheitsversorgung könnten es vielen älteren Menschen erschweren, ein aktives und gesundes Altern zu erreichen.

Die Entdeckung von SuperAgern könnte das traditionelle Bild des Alterns tiefgreifend verändern und neue Möglichkeiten für das Altern aufzeigen. SuperAger repräsentieren eine positive Vision des Alterns, die auf Vitalität, kognitiver Gesundheit und Unabhängigkeit basiert. Sie könnten nicht nur das Selbstbild älterer Menschen verändern, sondern auch die sozialen und kulturellen Erwartungen an das Altern in der

Gesellschaft neu definieren. Obwohl Herausforderungen bei der breiten Anwendung dieses Modells bestehen, bietet die SuperAger-Forschung das Potenzial, das Bild des Alters von einer Phase des Verfalls zu einer Phase des aktiven und erfüllten Lebens zu transformieren.

5.3. Interventionen und Präventionsprogramme

Die Erkenntnisse aus der Forschung zu SuperAgern bieten wertvolle Einblicke in die Faktoren, die es einigen Menschen ermöglichen, ihre kognitive Leistungsfähigkeit und körperliche Gesundheit bis ins hohe Alter auf einem außergewöhnlich hohen Niveau zu erhalten. Diese Einsichten können als Grundlage für die Entwicklung von Interventionen und Präventionsprogrammen dienen, die darauf abzielen, die Gesundheit und kognitive Leistungsfähigkeit der Allgemeinbevölkerung zu fördern. Indem man die Prinzipien und Verhaltensweisen, die SuperAger charakterisieren, auf eine breitere Bevölkerung überträgt, könnten langfristige Vorteile für die Gesundheitssysteme und die Gesellschaft insgesamt erzielt werden. In diesem Abschnitt wird ausführlich untersucht, welche spezifischen Maßnahmen zur Förderung eines gesunden Alterns entwickelt werden könnten.

Kognitive Stimulation und lebenslanges Lernen

Einer der zentralen Faktoren, die SuperAger von normal alternden Personen unterscheiden, ist ihre kognitive

Reserve und die fortlaufende Nutzung kognitiver Fähigkeiten. Es wird vermutet, dass SuperAger eine robustere kognitive Reserve entwickelt haben, indem sie über ihr Leben hinweg ständig neuen geistigen Herausforderungen ausgesetzt waren. Diese kognitive Reserve bietet einen „Puffer" gegen die altersbedingte Degeneration des Gehirns und ermöglicht es ihnen, geistig scharf zu bleiben, selbst wenn altersbedingte Hirnveränderungen auftreten.

Interventionen zur kognitiven Stimulation könnten daher gezielt darauf abzielen, lebenslanges Lernen und geistige Aktivität in der Allgemeinbevölkerung zu fördern. Programme könnten Aktivitäten beinhalten wie:

- Gedächtnistraining: Spezielle Programme zur Verbesserung des Kurz- und Langzeitgedächtnisses könnten älteren Erwachsenen helfen, ihre Gedächtnisfunktionen zu bewahren.

- Problemorientiertes Denken und Problemlösen: Kurse, die exekutive Funktionen fördern, indem sie Teilnehmern beibringen, komplexe Probleme zu analysieren und zu lösen.

- Lernprogramme für ältere Erwachsene: Universitäten oder Bildungseinrichtungen könnten spezielle Kurse anbieten, die älteren Erwachsenen ermöglichen, neue Fähigkeiten zu erlernen, wie das Erlernen einer neuen Sprache oder das

Studium eines neuen Themas. Das Erlernen neuer Fähigkeiten aktiviert das Gehirn und fördert die Neuroplastizität.

Die Implementierung von Bildungsprogrammen für ältere Erwachsene könnte ein zentraler Bestandteil eines öffentlichen Gesundheitsansatzes sein, der darauf abzielt, die geistige Aktivität im Alter zu fördern. Solche Programme könnten durch lokale Gemeinschaftszentren, Universitäten oder Online-Plattformen angeboten werden, um möglichst viele Menschen zu erreichen.

Körperliche Aktivität und Fitnessprogramme

Ein weiterer Schlüssel zum Erfolg von SuperAgern ist ihre hohe körperliche Aktivität. Bewegung hat nicht nur positive Auswirkungen auf den Körper, sondern auch auf das Gehirn. Regelmäßige körperliche Betätigung erhöht die Durchblutung des Gehirns, fördert die Neurogenese (die Bildung neuer Neuronen) und trägt zur Erhaltung der weißen Substanz bei, die für die Konnektivität zwischen verschiedenen Gehirnregionen wichtig ist.

Interventionen zur Förderung körperlicher Aktivität sollten daher ein wesentlicher Bestandteil von Präventionsprogrammen sein. Diese könnten Folgendes umfassen:

- Kraft- und Ausdauertraining: Studien zeigen, dass Ausdauer- und Krafttraining positive

Auswirkungen auf die kognitive Gesundheit haben. Gemeindebasierte Fitnessprogramme, die älteren Erwachsenen helfen, ihre Muskeln und Ausdauer zu trainieren, könnten dazu beitragen, sowohl die körperliche als auch die geistige Gesundheit zu fördern.

- Bewegung für Gehirngesundheit: Programme, die körperliche und geistige Aktivität kombinieren – wie Tanz, Yoga oder Koordinationsübungen – könnten besonders effektiv sein, da sie sowohl die motorischen Fähigkeiten als auch die geistige Flexibilität trainieren.

- Gemeinschaftsbasierte Sport- und Bewegungsprogramme: Lokale Gesundheitsbehörden könnten Programme entwickeln, die älteren Menschen regelmäßige Bewegung in der Gemeinschaft ermöglichen. Das könnte durch Fitnesskurse, Wandergruppen oder Radfahrgruppen geschehen, die sowohl die körperliche Gesundheit als auch die sozialen Interaktionen fördern.

Die Förderung regelmäßiger körperlicher Aktivität, die speziell auf ältere Erwachsene zugeschnitten ist, könnte eine zentrale Rolle bei der Verhinderung altersbedingter Erkrankungen und kognitiver Beeinträchtigungen spielen.

Ernährung und Diätprogramme

Ernährung spielt eine entscheidende Rolle für die Gesundheit des Gehirns und kann helfen, neurodegenerative Prozesse zu verlangsamen. Die Mittelmeerdiät, die reich an Antioxidantien, gesunden Fetten (z.b. Omega-3-Fettsäuren) und entzündungshemmenden Nährstoffen ist, wird oft als Vorbild für eine Ernährung empfohlen, die das Risiko für kognitive Beeinträchtigungen im Alter verringern kann.

Ernährungsprogramme, die darauf abzielen, die gesunde Ernährung der breiten Bevölkerung zu fördern, könnten folgende Komponenten enthalten:

- Aufklärung über gesunde Ernährung: Gesundheitskampagnen und -programme könnten ältere Erwachsene darüber aufklären, welche Lebensmittel am besten geeignet sind, um die Gehirngesundheit zu unterstützen. Dies könnte durch Online-Plattformen, Kochkurse oder Broschüren in Arztpraxen geschehen.

- Förderung der Mittelmeerdiät: Die Mittelmeerdiät, die reich an Gemüse, Obst, Fisch, Vollkornprodukten und gesunden Fetten ist, sollte in den Mittelpunkt solcher Programme gestellt werden. Sie hat nachweislich positive Auswirkungen auf die Gehirn- und Herzgesundheit.

- Zugang zu gesunder Ernährung verbessern: Gerade in sozioökonomisch benachteiligten Gebieten ist der Zugang zu gesunden, frischen Lebensmitteln oft begrenzt. Öffentliche Gesundheitsprogramme könnten Subventionen für frisches Obst und Gemüse oder Zugang zu Gemeinschaftsgärten fördern, um sicherzustellen, dass ältere Erwachsene Zugang zu den Nahrungsmitteln haben, die ihre kognitive und körperliche Gesundheit unterstützen.

Soziale Interaktion und Gemeinschaftsprogramme

SuperAger zeichnen sich durch ihre sozialen Interaktionen und ihre Fähigkeit zur emotionalen Resilienz aus. Studien zeigen, dass Menschen, die in soziale Netzwerke eingebunden sind und emotionale Unterstützung erhalten, ein geringeres Risiko für kognitiven Abbau haben. Soziale Interaktionen fördern die kognitive Stimulation und tragen gleichzeitig zur emotionalen Gesundheit bei, da sie das Risiko für Depressionen und Angstzustände verringern.

Programme zur Förderung sozialer Interaktionen könnten ältere Erwachsene dabei unterstützen, aktiv am gesellschaftlichen Leben teilzunehmen und ihre geistige Gesundheit zu fördern:

- Gemeinschaftszentren für ältere Menschen: Lokale Gemeinschaftszentren könnten ein breites Angebot an Aktivitäten bieten, die soziale

121

Interaktionen fördern, darunter Spieleabende, Kunstworkshops, Tanzkurse und Diskussionsrunden. Diese Aktivitäten fördern die geistige Stimulation und bieten gleichzeitig Möglichkeiten zur sozialen Vernetzung.

- Freiwilligenarbeit und intergenerationelle Programme: Programme, die ältere Erwachsene ermutigen, sich ehrenamtlich zu engagieren, könnten sowohl der Gesellschaft als auch den Freiwilligen selbst zugutekommen. Intergenerationelle Programme, bei denen ältere Erwachsene mit jüngeren Generationen zusammenarbeiten, könnten dabei helfen, soziale Isolation zu verringern und gleichzeitig kognitive Fähigkeiten zu fördern.

- Technologie zur Förderung sozialer Kontakte: Die Einführung digitaler Plattformen, die es älteren Erwachsenen ermöglichen, sich online zu vernetzen und an virtuellen Veranstaltungen teilzunehmen, könnte Menschen helfen, soziale Kontakte zu pflegen, auch wenn sie nicht mobil sind oder in ländlichen Gebieten leben.

Stressbewältigung und Schlafprogramme

Stress und Schlaf sind entscheidende Faktoren für die kognitive Gesundheit. Chronischer Stress und Schlafmangel sind sowohl mit kognitivem Abbau als auch mit

122

neurodegenerativen Erkrankungen assoziiert. SuperAger zeichnen sich oft durch eine hohe emotionale Resilienz und eine gute Schlafqualität aus, was zu ihrer Fähigkeit beitragen könnte, geistig und körperlich fit zu bleiben.

Programme zur Stressbewältigung und Schlafhygiene könnten darauf abzielen, diese Faktoren in der Allgemeinbevölkerung zu verbessern:

- Achtsamkeit und Meditation: Kurse zur Achtsamkeit und Meditation könnten älteren Erwachsenen helfen, Stress abzubauen und ihre emotionale Resilienz zu stärken. Solche Programme könnten in lokalen Gesundheitszentren oder online angeboten werden.

- Schlafprogramme: Aufklärungskampagnen und Programme zur Förderung guter Schlafgewohnheiten könnten älteren Menschen helfen, ihre Schlafqualität zu verbessern. Diese könnten Techniken zur Verbesserung der Schlafhygiene beinhalten, wie z.B. regelmäßige Schlafenszeiten, die Reduktion von Koffein und Bildschirmnutzung vor dem Schlafengehen.

- Stressbewältigungsstrategien: Programme, die Stressbewältigungstechniken lehren, wie z.B. progressive Muskelentspannung, Yoga oder Atemübungen, könnten dazu beitragen, das

Risiko für stressbedingten kognitiven Abbau zu verringern.

Frühzeitige Erkennung und Intervention

Die frühzeitige Erkennung von kognitivem Abbau ist entscheidend, um rechtzeitig Maßnahmen ergreifen zu können, die den kognitiven Verfall verlangsamen. Frühinterventionsprogramme könnten regelmäßige kognitive Tests und neurologische Untersuchungen anbieten, um frühzeitig Veränderungen im Gedächtnis oder anderen kognitiven Funktionen zu erkennen. Bei Anzeichen von kognitivem Abbau könnten spezielle Trainingsprogramme.

6. Kritische Auseinandersetzung und Forschungslücken

6.1. Kritik und Kontroversen

Das Konzept der SuperAger hat in der wissenschaftlichen Gemeinschaft und in der Öffentlichkeit viel Aufmerksamkeit auf sich gezogen, da diese besondere Gruppe älterer Menschen trotz ihres hohen Alters bemerkenswerte kognitive und körperliche Fähigkeiten bewahrt. SuperAger sind ein faszinierendes Phänomen, das Hoffnung bietet, dass kognitive Gesundheit auch im Alter möglich ist. Doch wie bei jeder neuen Entdeckung und jedem neuen Forschungsthema gibt es auch Kritik und Kontroversen, die hinterfragt werden müssen. In diesem Abschnitt wird eine kritische Auseinandersetzung mit dem Konzept der SuperAger und den damit verbundenen Forschungsergebnissen vorgenommen. Dabei werden insbesondere die Fragen erörtert, ob die Erkenntnisse über SuperAger auf die Allgemeinbevölkerung übertragbar sind und welche methodologischen Herausforderungen in der Forschung bestehen.

Übertragbarkeit der Erkenntnisse auf die Allgemeinbevölkerung

Ein zentraler Kritikpunkt an der Forschung zu SuperAgern ist die Frage, inwieweit die Erkenntnisse über diese außergewöhnliche Gruppe älterer Menschen auf die allgemeine Bevölkerung übertragbar sind. SuperAger repräsentieren eine kleine Minderheit innerhalb der älteren Bevölkerung, und es ist fraglich, ob ihre einzigartigen kognitiven und körperlichen Fähigkeiten durch Interventionen oder Präventionsprogramme in einer breiteren Bevölkerungsgruppe nachgebildet werden können.

Biologische und genetische Unterschiede

Es besteht die Möglichkeit, dass SuperAger von spezifischen genetischen Faktoren profitieren, die ihnen eine außergewöhnliche Resistenz gegen die typischen Alterserscheinungen verleihen. Wenn genetische Prädispositionen eine zentrale Rolle dabei spielen, SuperAger vor kognitivem und körperlichem Abbau zu schützen, dann könnten ihre Fähigkeiten schwer auf die Allgemeinbevölkerung übertragbar sein. Eine genetische Komponente könnte bedeuten, dass nur eine kleine Gruppe von Menschen in der Lage ist, die außergewöhnlichen Eigenschaften von SuperAgern zu entwickeln, unabhängig davon, wie intensiv sie an Präventionsprogrammen oder Interventionen teilnehmen.

Studien haben beispielsweise gezeigt, dass bestimmte Gene, wie das FOXO3-Gen, mit Langlebigkeit und kognitiver Gesundheit assoziiert sind. SuperAger könnten Träger genetischer Variationen sein, die sie vor altersbedingten Hirnveränderungen schützen. Wenn dem so ist, wäre es schwierig, die SuperAger-Eigenschaften durch Lebensstiländerungen oder Trainingsprogramme in der breiten Bevölkerung zu fördern.

Lebensstil- und Umweltfaktoren

Ein weiteres Problem der Übertragbarkeit ist die Frage, inwieweit die Lebensstilfaktoren, die SuperAger fördern, für die allgemeine Bevölkerung praktikabel sind. SuperAger zeichnen sich durch eine hohe körperliche Aktivität, eine ausgewogene Ernährung, intensive geistige Stimulation und starke soziale Bindungen aus. Diese Faktoren könnten theoretisch von einer breiten Bevölkerung nachgeahmt werden, doch in der Praxis gibt es zahlreiche Barrieren.

Sozioökonomische Unterschiede spielen eine große Rolle dabei, ob Menschen Zugang zu gesunden Lebensmitteln, regelmäßiger Bewegung und sozialer Unterstützung haben. Menschen in benachteiligten Bevölkerungsgruppen haben oft nicht die gleichen Ressourcen oder Möglichkeiten, gesunde Lebensgewohnheiten zu praktizieren wie die meisten SuperAger. Dies stellt die Frage, ob die Vorteile, die SuperAger durch ihren Lebensstil genießen, wirklich in der Allgemeinbevölkerung umgesetzt werden können, insbesondere in Regionen mit begrenztem Zugang zu Gesundheitsdiensten oder Bildungsprogrammen.

Soziale und psychologische Unterschiede

SuperAger zeichnen sich auch durch ihre emotionale Resilienz und ihre Fähigkeit zur Stressbewältigung aus. Diese psychologischen Faktoren spielen eine entscheidende Rolle bei der Erhaltung der kognitiven

Gesundheit. Doch emotionale Resilienz ist nicht leicht zu trainieren oder zu entwickeln, besonders bei Menschen, die unter chronischem Stress, psychischen Erkrankungen oder sozialen Schwierigkeiten leiden. Während SuperAger möglicherweise von einem lebenslangen Aufbau emotionaler und psychologischer Stärke profitieren, könnte es schwierig sein, diese Fähigkeiten durch Interventionen in der breiten Bevölkerung zu fördern.

Methodologische Herausforderungen in der SuperAger-Forschung

Die Forschung zu SuperAgern steht vor einer Reihe von methodologischen Herausforderungen, die es erschweren, klare und allgemeingültige Schlussfolgerungen zu ziehen. Diese Herausforderungen betreffen die Auswahl der Probanden, die Definition von SuperAgern und die Messung von kognitiven Fähigkeiten.

Auswahl der Probanden

Eine der größten methodologischen Herausforderungen bei der Forschung zu SuperAgern ist die Probandenauswahl. SuperAger sind per Definition eine außergewöhnliche Minderheit, die aus der allgemeinen älteren Bevölkerung herausragt. Da diese Gruppe so klein ist, ist es schwierig, eine repräsentative Stichprobe zu finden, die groß genug ist, um statistisch signifikante und verallgemeinerbare Ergebnisse zu erzielen. In vielen Studien basiert die Forschung auf relativ kleinen Stichproben, was die Verlässlichkeit der Ergebnisse einschränken könnte.

Die Rekrutierung von SuperAgern stellt ebenfalls eine Herausforderung dar. Oft werden SuperAger durch gezielte Aufrufe oder innerhalb bestimmter Netzwerke rekrutiert, was zu einer Verzerrung führen könnte. Menschen, die bereit sind, an solchen Studien teilzunehmen, könnten sich bereits durch eine überdurchschnittliche Gesundheit und Motivation auszeichnen, was die Ergebnisse verfälschen könnte. Es ist unklar, inwieweit diese Probanden repräsentativ für die Gesamtbevölkerung älterer Erwachsener sind.

Definition von SuperAgern

Ein weiterer methodologischer Kritikpunkt ist die Definition dessen, was einen SuperAger ausmacht. In der wissenschaftlichen Literatur gibt es derzeit keine einheitliche Definition, was zu Inkonsistenzen in der Forschung führt. Einige Studien definieren SuperAger anhand ihrer kognitiven Fähigkeiten im Vergleich zu einer jüngeren Kontrollgruppe, während andere ihre physische Gesundheit oder emotionale Resilienz betonen. Diese fehlende Standardisierung erschwert den Vergleich von Studien und könnte die Generalisierbarkeit der Ergebnisse einschränken.

Zudem bleibt die Frage offen, ob SuperAger tatsächlich eine eigene Kategorie bilden oder ob sie lediglich das obere Ende eines kognitiven und körperlichen Leistungsspektrums im Alter darstellen. Es könnte sein, dass SuperAger einfach Menschen sind, die sich aufgrund ihres gesunden Lebensstils und ihrer genetischen Veranlagung im oberen Bereich des normalen Alterungsspektrums befinden, ohne dass sie eine fundamental andere Gruppe darstellen.

Messung von kognitiven Fähigkeiten

Die Messung kognitiver Fähigkeiten bei älteren Erwachsenen ist eine weitere methodologische Herausforderung. Viele der verwendeten kognitiven Tests sind auf junge Erwachsene zugeschnitten und möglicherweise nicht geeignet, um die besonderen Fähigkeiten älterer Menschen genau zu messen. Darüber hinaus können kognitive Tests stark von externen Faktoren wie Motivation, emotionalem Zustand oder körperlicher Verfassung beeinflusst werden, was zu Verzerrungen in den Ergebnissen führen kann.

Auch die Frage der Langzeitbeobachtung stellt ein Problem dar. Um wirklich zu verstehen, wie SuperAger ihre kognitiven Fähigkeiten bewahren, müssten langfristige Längsschnittstudien durchgeführt werden, die die Entwicklung dieser Fähigkeiten über Jahrzehnte hinweg verfolgen. Die meisten bisherigen Studien basieren jedoch auf Querschnittsbeobachtungen, die keine umfassenden Rückschlüsse auf die langfristigen Veränderungen im Alter zulassen.

Risiko der Überbewertung und falscher Erwartungen

Ein weiteres kritisches Argument gegen das Konzept der SuperAger ist das Risiko, dass es in der Öffentlichkeit zu überhöhten Erwartungen führt. Die Vorstellung, dass jeder Mensch durch den richtigen Lebensstil zu einem SuperAger werden könnte, ist attraktiv, aber möglicherweise unrealistisch. Menschen könnten den Eindruck gewinnen, dass das erfolgreiche Altern ausschließlich in ihrer Kontrolle liegt, was zu Frustration und Schuldgefühlen führen könnte, wenn sie im Alter dennoch kognitive oder körperliche Beeinträchtigungen erleben.

Zudem besteht die Gefahr, dass der Fokus auf SuperAger dazu führt, dass die altersbedingten Herausforderungen und Krankheiten, die viele ältere Menschen betreffen, weniger beachtet werden. Dies könnte die Ressourcen und die Aufmerksamkeit, die für die Pflege und Unterstützung von Menschen mit altersbedingten Erkrankungen wie Demenz benötigt werden, verringern.

Potenzielle soziale und ethische Implikationen

Die Fokussierung auf SuperAger als Modell für ein erfolgreiches Altern könnte auch soziale und ethische Implikationen haben. Wenn SuperAger als das Ideal des Alterns dargestellt werden, könnte dies den Druck auf ältere Menschen erhöhen, bestimmte Lebensstile anzunehmen oder bestimmte Leistungsniveaus zu erreichen. Ältere Erwachsene, die nicht in der Lage sind, die außergewöhnlichen Fähigkeiten von SuperAgern zu bewahren, könnten sich sozial oder persönlich minderwertig fühlen.

Darüber hinaus könnte die starke Betonung auf Lebensstilfaktoren dazu führen, dass die strukturellen und sozialen Determinanten der Gesundheit im Alter weniger beachtet werden. Faktoren wie Armut, Ungleichheit, Zugang zu Gesundheitsversorgung und soziale Isolation spielen eine entscheidende Rolle für das Altern und könnten durch den Fokus auf SuperAger übersehen werden.

Die Forschung zu SuperAgern liefert wertvolle Erkenntnisse darüber, wie Menschen im Alter kognitive und körperliche Gesundheit bewahren können. Dennoch gibt es berechtigte Kritikpunkte, die die Übertragbarkeit der Erkenntnisse auf die Allgemeinbevölkerung und die methodologischen Herausforderungen der Forschung betreffen. Während SuperAger eine inspirierende Vision eines erfolgreichen Alterns darstellen, sollte die Forschung vorsichtig sein, nicht unrealistische Erwartungen zu wecken oder die Komplexität des Alterns zu reduzieren. Um die Vorteile dieser Forschung voll auszuschöpfen.

6.2. Offene Fragen und zukünftige Forschungsrichtungen

Trotz erheblicher Fortschritte in der Forschung zu SuperAgern bleiben viele Fragen offen, insbesondere in Bezug auf die biologischen Mechanismen, die diese außergewöhnliche Form des Alterns ermöglichen, sowie die Rolle von Umweltfaktoren und Lebensstil. Diese offenen Fragen sind von zentraler Bedeutung, um die Mechanismen des Superaging vollständig zu verstehen und sie möglicherweise auf eine breitere Bevölkerung anzuwenden. In diesem Abschnitt werden die wichtigsten noch offenen Fragen und zukünftige Forschungsrichtungen vorgestellt, die entscheidend sein könnten, um das Konzept des erfolgreichen Alterns weiter zu entwickeln.

Biologische Mechanismen des Superaging

Einer der zentralen offenen Forschungsbereiche betrifft die biologischen Mechanismen, die es SuperAgern ermöglichen, ihre kognitiven und körperlichen Fähigkeiten im hohen Alter zu bewahren. Während bereits einige genetische und zelluläre Faktoren identifiziert wurden, bleibt das Verständnis dieser Prozesse fragmentarisch. Künftige Forschung muss tiefer in die molekularen und genetischen Mechanismen eintauchen, um zu verstehen, warum sich SuperAger so stark von normal alternden Menschen unterscheiden.

Genetische Faktoren

Obwohl es Hinweise darauf gibt, dass genetische Faktoren eine Rolle bei der Langlebigkeit und dem Erhalt kognitiver Fähigkeiten spielen, sind die spezifischen Gene, die mit dem Superaging assoziiert sind, weitgehend unbekannt. Zukünftige Forschung könnte sich auf die Entschlüsselung von Genen konzentrieren, die SuperAger möglicherweise vor altersbedingtem kognitiven Abbau schützen. Insbesondere Gene, die mit Neuroprotektion, Neuroplastizität und der Erhaltung der Gehirnstruktur verbunden sind, könnten von Interesse sein.

Eine wichtige Richtung der Forschung wäre die Identifizierung von genetischen Variationen, die mit Superaging assoziiert sind, und deren Funktion im Alterungsprozess zu verstehen. Dazu könnten groß angelegte Genomweite Assoziationsstudien (GWAS) genutzt werden, um die genetischen Marker zu identifizieren, die für das Superaging verantwortlich sind. Das FOXO3-Gen, das mit Langlebigkeit in Verbindung gebracht wird, ist ein vielversprechender Kandidat, doch es gibt vermutlich weitere Gene, die in Kombination mit Umweltfaktoren zum erfolgreichen Altern beitragen.

Molekulare Mechanismen der Neuroprotektion

Eine andere zentrale offene Frage betrifft die molekularen Mechanismen, die das Gehirn von SuperAgern vor altersbedingten neurodegenerativen Prozessen schützen. Während bei normal alternden Menschen Hirnregionen wie der Hippocampus und der präfrontale Kortex schrumpfen, scheinen diese bei SuperAgern besser erhalten zu bleiben. Es ist jedoch unklar, welche zellulären und biochemischen Prozesse diesen Schutz vermitteln.

Zukünftige Forschung könnte sich auf die Rolle von Proteinen und Enzymen konzentrieren, die bei der Neuroprotektion eine Rolle spielen, wie zum Beispiel Wachstumsfaktoren oder neurotrophe Faktoren wie der brain-derived neurotrophic factor (BDNF), der das Wachstum und die Erhaltung von Neuronen unterstützt. Auch die Rolle von Entzündungsprozessen und oxidativem Stress sollte weiter untersucht werden, da eine niedrigere Entzündungsrate und ein besserer antioxidativer Schutz im Gehirn von SuperAgern eine wichtige Rolle spielen könnten.

Rolle der Telomere und der Zellalterung

Die Rolle der Telomere, der Schutzkappen an den Enden der Chromosomen, ist ebenfalls ein wichtiger Aspekt der Forschung zu SuperAgern. Telomere verkürzen sich im Laufe des Lebens durch Zellteilungen, und kürzere Telomere sind mit Alterskrankheiten und kognitivem Abbau assoziiert. Eine interessante Frage ist, ob SuperAger eine bessere Telomerase-Aktivität (das Enzym, das Telomere verlängert) aufweisen, die dazu beiträgt, den biologischen Alterungsprozess zu verlangsamen.

Zukünftige Forschung könnte sich darauf konzentrieren, ob SuperAger effektivere DNA-Reparaturmechanismen besitzen, die es ihnen ermöglichen, die Auswirkungen von Zellschäden besser zu bewältigen und somit die strukturelle Integrität ihres Gehirns zu bewahren.

Rolle von Umweltfaktoren und Lebensstil

Neben den biologischen Mechanismen gibt es erhebliche Forschungsdefizite in Bezug auf die Rolle von Umweltfaktoren und dem Lebensstil beim Superaging. Obwohl SuperAger oft durch einen gesunden Lebensstil und starke soziale Netzwerke gekennzeichnet sind, sind die genauen Zusammenhänge zwischen diesen Faktoren und dem Erhalt kognitiver Fähigkeiten nicht vollständig verstanden.

Physische Aktivität und Gehirngesundheit

Es ist bekannt, dass regelmäßige körperliche Aktivität eine der wichtigsten Interventionen zur Erhaltung der Gehirngesundheit ist, doch die spezifischen Mechanismen, durch die Bewegung das Gehirn schützt, sind noch unklar. Künftige Forschung könnte sich darauf konzentrieren, wie genau Ausdauertraining, Krafttraining und Bewegung auf neuronale Plastizität, Synapsenstärke und die Durchblutung des Gehirns wirken.

Es wäre auch wichtig zu untersuchen, welche Art und Intensität der Bewegung am vorteilhaftesten für die kognitive Gesundheit im Alter ist und ob personalisierte Bewegungsprogramme entwickelt werden könnten, um den spezifischen Bedürfnissen und Fähigkeiten älterer Menschen gerecht zu werden.

Ernährung und Gehirngesundheit

Während Studien zeigen, dass eine gesunde Ernährung, insbesondere die Mittelmeerdiät, das Risiko für kognitiven Abbau im Alter verringern kann, bleibt die Rolle der Ernährung beim Superaging noch weitgehend unerforscht. Zukünftige Forschung könnte sich darauf konzentrieren, welche spezifischen Nährstoffe oder Diätmuster für die Erhaltung der Gehirnstruktur und -funktion besonders wichtig sind.

Ein vielversprechender Forschungsansatz könnte darin bestehen, die Auswirkungen bestimmter Mikronährstoffe, wie Omega-3-Fettsäuren, Antioxidantien und polyphenolreiche Nahrungsmittel, auf die Gehirngesundheit und den Alterungsprozess genauer zu untersuchen. Zudem könnte die Rolle von Intervallfasten oder anderen Ernährungsstrategien, die den Stoffwechsel und die Zellgesundheit fördern, bei der Erhaltung kognitiver Funktionen im Alter erforscht werden.

Soziale Interaktionen und emotionale Gesundheit

Die sozialen Netzwerke und die emotionale Gesundheit von SuperAgern sind ebenfalls zentrale Aspekte, die weiter erforscht werden sollten. Studien zeigen, dass soziale Unterstützung und positive soziale Interaktionen dazu beitragen, kognitive Fähigkeiten im Alter zu bewahren, doch die Mechanismen hinter diesem Zusammenhang sind nicht vollständig verstanden.

Zukünftige Forschung könnte untersuchen, inwieweit soziale Isolation und emotionale Resilienz die Gehirnstruktur und -funktion im Alter beeinflussen. Es könnte auch interessant sein, zu erforschen, welche Arten von sozialen Interaktionen – etwa intergenerationelle Beziehungen oder enge Freundschaften – besonders schützend wirken. Außerdem sollte weiter erforscht werden, wie psychische Erkrankungen wie Depressionen oder Angstzustände die Gehirnstruktur im Alter beeinflussen und ob SuperAger über besondere emotionale Bewältigungsstrategien verfügen.

Rolle der Epigenetik und der Wechselwirkung zwischen Genen und Umwelt

Eine weitere wichtige offene Frage betrifft die Epigenetik, also die Wechselwirkung zwischen Genen und Umweltfaktoren. Epigenetische Mechanismen beeinflussen, wie Gene exprimiert werden, ohne die zugrunde liegende DNA-Sequenz zu verändern. Diese Mechanismen könnten eine Schlüsselrolle beim Superaging spielen, indem sie es ermöglichen, dass Umweltfaktoren wie Ernährung, Bewegung oder Stressbewältigung die Genexpression auf eine Weise beeinflussen, die das Altern verlangsamt und die kognitive Gesundheit schützt.

Zukünftige Forschung könnte sich auf epigenetische Markierungen konzentrieren, die bei SuperAgern gefunden werden, und untersuchen, wie diese durch Lebensstilfaktoren modifiziert werden können. Dies könnte wichtige Hinweise darauf geben, wie

Interventionen entwickelt werden könnten, um die vorteilhaften epigenetischen Profile von SuperAgern auf eine breitere Bevölkerung zu übertragen.

Langzeit-Längsschnittstudien

Ein zentraler Bedarf in der Forschung zu SuperAgern besteht darin, mehr Langzeit-Längsschnittstudien durchzuführen, um den Verlauf der kognitiven und körperlichen Gesundheit über längere Zeiträume hinweg zu beobachten. Bisher basieren viele Studien auf Querschnittsdaten, die Momentaufnahmen der kognitiven Fähigkeiten und Gehirnstrukturen zu einem bestimmten Zeitpunkt bieten, aber keine langfristigen Rückschlüsse auf den Alterungsprozess zulassen.

Längsschnittstudien könnten dazu beitragen, die dynamischen Veränderungen zu verstehen, die im Laufe des Lebens bei SuperAgern auftreten, und wie diese mit Faktoren wie Genetik, Lebensstil und sozialen Interaktionen zusammenhängen. Solche Studien könnten auch helfen, die Faktoren zu identifizieren, die zu einem Übergang vom normalen Altern zum Superaging führen.

Individualisierte Präventionsstrategien

Eine zentrale zukünftige Forschungsrichtung wird die Entwicklung individualisierter Präventionsstrategien sein. Da das Altern ein hochgradig individueller Prozess ist, könnte eine „Einheitsgröße für alle"- Ansatz nicht ausreichend sein, um die kognitive Gesundheit der breiten Bevölkerung zu fördern. Zukünftige Forschung sollte sich auf die Entwicklung von personalisierten Ansätzen konzentrieren, die auf den individuellen genetischen, biologischen und lebensstilbedingten Bedürfnissen von Menschen basieren.

Solche personalisierten Ansätze könnten die Genetik, Epigenetik, Lebensstilfaktoren und Umweltbedingungen der einzelnen Personen berücksichtigen und maßgeschneiderte Programme anbieten, die darauf abzielen, die besten Ergebnisse für die kognitive und körperliche Gesundheit zu erzielen.

Obwohl die Forschung zu SuperAgern bereits wichtige Erkenntnisse geliefert hat, bleiben viele Fragen offen. Die zukünftige Forschung muss sich darauf konzentrieren, die biologischen Mechanismen des Superaging, die Rolle von Umweltfaktoren und die Wechselwirkung zwischen Genen und Umwelt besser zu verstehen. Langzeit-Längsschnittstudien und die Entwicklung personalisierter Präventionsstrategien werden entscheidend sein, um die Erkenntnisse über SuperAger auf eine breitere Bevölkerung zu übertragen und das Konzept des erfolgreichen Alterns weiterzuentwickeln.

6.3. Potenzielle ethische Fragen

Die Erforschung und das Konzept der SuperAger haben nicht nur wissenschaftliche und gesellschaftliche Bedeutung, sondern werfen auch eine Reihe von ethischen Fragen auf. Während SuperAger ein positives und inspirierendes Bild des Alterns bieten, können sie gleichzeitig zu unrealistischen Erwartungen führen, welche die Realität der meisten älteren Menschen verzerren. Zudem könnte der Fokus auf SuperAger unbeabsichtigte negative Konsequenzen haben, die zu Altersdiskriminierung, sozialer Ungleichheit und neuen Formen des gesellschaftlichen Drucks auf ältere Menschen führen. In diesem Abschnitt werden diese potenziellen ethischen Fragen detailliert erörtert.

Unrealistische Erwartungen an ältere Menschen

Eines der Hauptprobleme beim Fokus auf SuperAger ist die Gefahr, dass dadurch unrealistische Erwartungen an ältere Menschen geschürt werden. SuperAger sind eine sehr kleine, außergewöhnliche Minderheit innerhalb der älteren Bevölkerung. Ihre Fähigkeit, kognitive und körperliche Funktionen auf einem bemerkenswert hohen Niveau zu erhalten, spiegelt nicht die typische Erfahrung des Alterns wider. Dennoch könnte die mediale und wissenschaftliche Aufmerksamkeit, die auf SuperAger gerichtet wird, dazu führen, dass ältere Menschen das Gefühl haben, dass sie durch entsprechende Lebensstilentscheidungen oder Training ebenfalls dieses Niveau erreichen müssen.

Druck zur Selbstoptimierung

Die Darstellung von SuperAgern als Vorbilder für erfolgreiches Altern könnte älteren Menschen Druck zur

Selbstoptimierung auferlegen. Wenn der Schwerpunkt zu stark auf die Idee gelegt wird, dass jeder Mensch durch die richtige Kombination aus körperlicher Aktivität, gesunder Ernährung und kognitivem Training ein SuperAger werden kann, könnten diejenigen, die diese Ziele nicht erreichen, sich als Versager fühlen oder sich schuldig für ihren kognitiven oder körperlichen Verfall verantwortlich fühlen. Dieser Druck zur Selbstverbesserung könnte ältere Menschen überfordern, insbesondere diejenigen, die unter körperlichen oder kognitiven Einschränkungen leiden.

Verengung der Definition von "Erfolgreichem Altern"

Durch den Fokus auf SuperAger könnte die Definition dessen, was als erfolgreiches Altern gilt, verengt werden. Wenn SuperAger als das Idealbild des Alterns dargestellt werden, könnten Menschen, die im Alter mit gesundheitlichen Problemen oder kognitiven Einschränkungen konfrontiert sind, als weniger erfolgreich wahrgenommen werden. Dies könnte zu einer gesellschaftlichen Bewertung führen, bei der älteren Menschen, die mit altersbedingten Einschränkungen kämpfen, weniger Respekt oder Unterstützung entgegengebracht wird. Es besteht die Gefahr, dass ältere Menschen, die nicht den SuperAger-Standard erfüllen, als eine "Belastung" oder als "schlecht gealtert" angesehen werden, was eine Entwertung ihres Lebens und ihrer Erfahrungen bedeuten könnte.

Gefahr der Altersdiskriminierung

Ein weiterer ethischer Aspekt, der durch die Forschung zu SuperAgern aufgeworfen wird, ist das Risiko der Altersdiskriminierung. Während SuperAger ein positives Beispiel für geistige und körperliche Vitalität im Alter bieten, könnten ihre außergewöhnlichen Fähigkeiten ungewollt zur Verstärkung von Stereotypen und Vorurteilen gegenüber älteren Menschen führen, die nicht das gleiche Leistungsniveau erreichen.

Die Forschung zu SuperAgern könnte den Vergleich zwischen verschiedenen Altersgruppen oder zwischen älteren Menschen verstärken, was das Risiko einer neuen Form der Altersdiskriminierung birgt. Ältere Menschen, die aufgrund genetischer Veranlagung, gesundheitlicher Probleme oder sozioökonomischer Faktoren nicht in der Lage sind, ihre kognitive Gesundheit zu bewahren, könnten aufgrund dieser Vergleiche negativ beurteilt werden. Dies könnte zur Folge haben, dass ältere Menschen, die auf Pflege angewiesen sind oder unter kognitiven Beeinträchtigungen leiden, als weniger wertvoll oder produktiv angesehen werden.

Der Vergleich zwischen SuperAgern und normal alternden Menschen könnte auch dazu führen, dass die Realität der meisten älteren Menschen – nämlich der schrittweise Verlust von Fähigkeiten und die Zunahme von Krankheiten – weiter stigmatisiert wird. Dies könnte die Isolation und Diskriminierung von Menschen mit altersbedingten Einschränkungen verschärfen, anstatt ihnen die notwendige Unterstützung und Anerkennung zu geben.

Soziale Ungleichheiten und Zugang zu Ressourcen

Eine weitere ethische Frage im Zusammenhang mit der Forschung zu SuperAgern betrifft den Zugang zu den Ressourcen, die zur Erhaltung kognitiver und körperlicher Gesundheit beitragen. SuperAger profitieren oft von Lebensbedingungen, die ihre Gesundheit im Alter gefördert haben, wie Zugang zu hochwertiger Gesundheitsversorgung, Bildung, gesunden Lebensmitteln und sozialen Netzwerken. Diese Ressourcen stehen jedoch nicht allen Menschen gleichermaßen zur Verfügung, insbesondere in sozioökonomisch benachteiligten Gruppen.

Wenn der Fokus auf SuperAger zu stark wird, könnte dies dazu führen, dass weniger Aufmerksamkeit auf die strukturellen und sozialen Ungleichheiten gelegt wird, die viele ältere Menschen davon abhalten, gesünder zu altern. Ungleichheiten im Zugang zu Gesundheitsversorgung, Bildung, und gesunder Ernährung spielen eine zentrale Rolle für die Gesundheit im Alter, und es wäre problematisch, die Verantwortung für ein gesundes Altern ausschließlich dem Individuum zuzuschreiben. Wenn SuperAger als Vorbilder für erfolgreiches Altern dargestellt werden, ohne die sozialen Determinanten der Gesundheit zu berücksichtigen, könnte dies die Benachteiligung von Menschen verstärken, die nicht die gleichen Möglichkeiten haben.

Risiken der Stigmatisierung von Menschen mit kognitiven Beeinträchtigungen

Während SuperAger als positives Beispiel für geistige Gesundheit im Alter gefeiert werden, besteht das Risiko, dass diese Darstellung Menschen mit kognitiven Beeinträchtigungen oder neurodegenerativen Erkrankungen wie Demenz stigmatisiert. Da SuperAger als der Inbegriff des erfolgreichen Alterns dargestellt werden, könnten Menschen, die nicht in der Lage sind, ihre kognitive Gesundheit zu bewahren, marginalisiert oder als defizitär angesehen werden.

In vielen westlichen Gesellschaften gibt es eine starke Betonung von Leistung und Produktivität, die auch das Bild des Alterns beeinflusst. SuperAger, die geistig und körperlich aktiv bleiben, passen gut in dieses Bild und werden oft als Beispiele für die fortgesetzte Produktivität im Alter präsentiert. Doch dieser Fokus auf Leistung kann dazu führen, dass Menschen, die aufgrund kognitiver oder körperlicher Einschränkungen weniger leistungsfähig sind, als weniger wertvoll wahrgenommen werden. Dies könnte das Gefühl verstärken, dass Menschen mit Demenz oder anderen neurodegenerativen Erkrankungen ihre Würde verlieren oder keinen Beitrag zur Gesellschaft mehr leisten können.

Ein solcher Ansatz könnte die Realität vieler älterer Menschen ignorieren, die unter schweren kognitiven oder körperlichen Beeinträchtigungen leiden, und sie weiter marginalisieren, anstatt ihnen die Unterstützung zu bieten, die sie benötigen. Es ist wichtig, dass die

Forschung zu SuperAgern nicht zu einer Gesellschaft führt, die Leistung und Gesundheit über alles stellt, sondern dass auch Menschen mit Einschränkungen weiterhin als vollwertige Mitglieder der Gesellschaft anerkannt und respektiert werden.

Ethische Implikationen für den Zugang zu Präventionsprogrammen

Eine weitere ethische Frage betrifft den Zugang zu Präventionsprogrammen, die auf den Erkenntnissen über SuperAger basieren. Die Entwicklung von Präventionsprogrammen, die darauf abzielen, die kognitive Gesundheit und körperliche Leistungsfähigkeit im Alter zu fördern, ist eine vielversprechende Perspektive. Doch es stellt sich die Frage, ob diese Programme allen Menschen gleichermaßen zugänglich sein werden.

Chancengleichheit im Gesundheitswesen

Wenn Programme zur Förderung kognitiver und körperlicher Gesundheit im Alter entwickelt werden, ist es wichtig, dass sie für alle Menschen unabhängig von ihrem sozioökonomischen Status zugänglich sind. Es besteht die Gefahr, dass Präventionsprogramme, die auf den Lebensstil und die Gesundheitsgewohnheiten von SuperAgern abzielen, vor allem wohlhabenden Menschen zugutekommen, die Zugang zu hochwertigen Gesundheitsdiensten, Fitnessprogrammen und gesunden Lebensmitteln haben. Menschen mit geringerem

Einkommen oder in strukturell benachteiligten Regionen könnten von diesen Angeboten ausgeschlossen werden, was die bereits bestehenden gesundheitlichen Ungleichheiten weiter verstärken würde.

Ethik der genetischen Forschung und Interventionen

Die Forschung zu den genetischen Grundlagen des Superaging wirft auch ethische Fragen in Bezug auf mögliche genetische Interventionen auf. Wenn genetische Faktoren identifiziert werden, die mit Superaging assoziiert sind, könnte dies langfristig zu einem Interesse an genetischen Modifikationen oder pränatalen Tests führen, die darauf abzielen, Menschen mit einer besseren Chance auf erfolgreiches Altern zu „optimieren". Solche Entwicklungen würden jedoch erhebliche ethische Herausforderungen aufwerfen, da sie Fragen der Genmanipulation, des Zugangs zu solchen Technologien und der möglichen Ungleichheit zwischen genetisch „optimierten" und „nicht optimierten" Menschen betreffen.

Verantwortung der Wissenschaft und der Medien

Schließlich stellt sich die Frage nach der Verantwortung der Wissenschaft und der Medien, wie das Konzept der SuperAger der Öffentlichkeit vermittelt wird. Wissenschaftliche Erkenntnisse sollten stets verantwortungsbewusst präsentiert werden, um überzogene Erwartungen oder Missverständnisse zu vermeiden. In der medialen Berichterstattung könnte die Darstellung von

SuperAgern als „Modell für erfolgreiches Altern" missverstanden werden, wenn sie ohne eine differenzierte Diskussion über die genetischen, biologischen und sozialen Faktoren präsentiert wird, die zu diesem Phänomen beitragen.

Es ist wichtig, dass die Wissenschaftler und die Medien sicherstellen, dass die Komplexität des Alterns und die Vielfalt der Alterserfahrungen klar kommuniziert werden. Ältere Menschen sollten nicht auf ihre kognitive oder körperliche Leistungsfähigkeit reduziert werden, und es muss anerkannt werden, dass das Altern ein individueller und multifaktorieller Prozess ist, der nicht allein durch Lebensstilentscheidungen gesteuert werden kann.

Die Erforschung von SuperAgern bietet wertvolle Einblicke in die Mechanismen des erfolgreichen Alterns, wirft jedoch auch eine Reihe von ethischen Fragen auf. Der Fokus auf SuperAger könnte unrealistische Erwartungen an ältere Menschen schüren und zu einer Verengung der Definition von erfolgreichem Altern führen. Zudem besteht die Gefahr der Altersdiskriminierung und der Stigmatisierung von Menschen mit kognitiven Beeinträchtigungen. Es ist daher wichtig, dass die Forschung und die öffentliche Diskussion über SuperAger stets die Komplexität des Alterns und die sozialen und ethischen Implikationen berücksichtigen. Der Zugang zu Präventionsprogrammen muss gerecht und inklusiv gestaltet werden, und es sollte vermieden werden, ältere Menschen durch den Vergleich mit SuperAgern unter Druck zu setzen.

7. Wie wird man SuperAger?

7.1. Anpassung der genetischen Voraussetzungen

Es ist durchaus möglich, dass die genetischen und biologischen Grundlagen des Superaging in Zukunft so weit erforscht werden, dass gezielte Eingriffe und Manipulationen möglich sind, um diesen Zustand zu fördern. Aktuelle Forschungen deuten wie erläutert darauf hin, dass das Superageing nicht nur durch Lebensstilfaktoren, sondern auch durch genetische und molekulare Mechanismen beeinflusst wird. Wenn diese Mechanismen besser verstanden werden, könnten neue therapeutische Ansätze entwickelt werden, die darauf abzielen, Alterungsprozesse zu verlangsamen und kognitive Fähigkeiten länger zu erhalten.

Genetische Grundlagen des Superageing

Erste Studien zeigen, dass SuperAger über bestimmte genetische Marker verfügen, die ihnen möglicherweise eine bessere Widerstandsfähigkeit gegenüber altersbedingtem kognitiven Abbau verleihen. Ein Beispiel sind Gene, die mit der Plastizität des Gehirns, der Regeneration neuronaler Verbindungen und der Resilienz gegen neurodegenerative Prozesse zusammenhängen. Ein bedeutendes Forschungsgebiet konzentriert sich auf Gene, die die Produktion von Neurotrophinen fördern, wie das Brain-Derived Neurotrophic Factor (BDNF), das entscheidend für das Überleben und Wachstum von Neuronen ist.

Zudem gibt es Hinweise, dass SuperAger möglicherweise besser vor der Ansammlung von Amyloid-Beta-Proteinen oder Tau-Proteinen geschützt sind, die bei neurodegenerativen Erkrankungen wie Alzheimer eine zentrale Rolle spielen. Wenn diese genetischen Schutzfaktoren besser identifiziert werden, könnten gezielte genetische oder pharmakologische Interventionen entwickelt werden, die diese Mechanismen in anderen Menschen nachahmen.

Epigenetik und Manipulation der Genexpression

Die Epigenetik, die untersucht, wie Gene an- und ausgeschaltet werden, spielt eine entscheidende Rolle im Alterungsprozess. Umweltfaktoren wie Ernährung, Stress und Bewegung beeinflussen, welche Gene aktiv sind und wie stark sie exprimiert werden. Es ist möglich, dass bestimmte epigenetische Modifikationen bei SuperAgern zu einer optimalen Regulierung von Genen führen, die die Gehirngesundheit fördern. Zukünftige Forschung werden sich darauf konzentrieren, wie man diese epigenetischen Muster gezielt beeinflussen kann. Dies könnte durch Medikamente oder Technologien wie CRISPR-Cas9 geschehen, die es ermöglichen, spezifische Gene gezielt zu verändern.

Wenn wir besser verstehen, wie epigenetische Mechanismen die Alterung des Gehirns beeinflussen, könnte es möglich werden, durch gezielte epigenetische Therapien die Gene von Menschen so zu "programmieren", dass sie eine ähnliche Resilienz gegen kognitive Beeinträchtigungen entwickeln wie SuperAger. Dies könnte den natürlichen Alterungsprozess des Gehirns verlangsamen oder gar umkehren.

Stammzellforschung und neuronale Regeneration

Ein weiterer vielversprechender Bereich ist die Stammzellforschung. Wissenschaftler untersuchen, wie neuronale Stammzellen verwendet werden können, um beschädigte oder degenerierte Nervenzellen zu ersetzen. In Kombination mit einem besseren Verständnis der genetischen Faktoren, die zur Regeneration des Gehirns beitragen, könnten Stammzelltherapien in Zukunft dazu beitragen, die neuronale Plastizität zu fördern und die Regeneration von Hirngewebe zu unterstützen. Insbesondere in Verbindung mit genetischen Eingriffen könnte dies eine Grundlage für Therapien bieten, die gezielt darauf abzielen, die Gehirngesundheit auch im hohen Alter zu erhalten.

Potenzial von Gentherapie und Pharmakogenetik

Die Gentherapie bietet bereits heute Möglichkeiten, genetische Defekte zu korrigieren oder das Verhalten bestimmter Gene zu modulieren. In Bezug auf das Superageing könnte die Gentherapie genutzt werden, um Gene, die für die Alterung des Gehirns verantwortlich sind, zu unterdrücken, oder um Gene zu aktivieren, die das Wachstum und die Funktion von Neuronen fördern.

Diese Art von Manipulation könnte eines Tages dazu beitragen, nicht nur den kognitiven Abbau zu verlangsamen, sondern auch das Risiko für neurodegenerative Erkrankungen drastisch zu senken.

Auch die Pharmakogenetik, die sich mit der Wechselwirkung zwischen Genen und Arzneimitteln beschäftigt, könnte dazu beitragen, personalisierte Medikamente zu entwickeln, die auf die genetische Ausstattung eines Individuums abgestimmt sind. Dies könnte bedeuten, dass Menschen mit bestimmten genetischen Prädispositionen gezielte Therapien erhalten, die ihr Risiko für kognitiven Abbau minimieren und ihre Hirnfunktion optimieren.

Obwohl es aktuell noch keine praktischen Anwendungen dieser Technologien gibt, deuten die Fortschritte in der genetischen Forschung darauf hin, dass der Weg zur gezielten Beeinflussung des Alterungsprozesses realisierbar erscheint. Die entscheidende Frage wird sein, wie und unter welchen Bedingungen solche Eingriffe umgesetzt werden, um die bestmöglichen gesundheitlichen und sozialen Ergebnisse zu gewährleisten.

7.2. Ampassung an die verhaltensbedingten Voraussetzungen

Um ein SuperAger zu werden, also eine Person, die im hohen Alter außergewöhnlich gut erhaltene kognitive

Fähigkeiten besitzt, spielen verschiedene verhaltensbedingte Faktoren eine entscheidende Rolle, die man auch heute schon durchaus beeinflussen kann.

Neben den bereits erwähnten Aspekten wie geistiger Stimulation, körperlicher Aktivität, sozialer Interaktion, gesunder Ernährung, emotionaler Resilienz und gutem Schlaf gibt es noch weitere wichtige Maßnahmen, die man ergreifen kann, um die Gehirngesundheit langfristig zu fördern. In einem umfassenden Ansatz sind verschiedene Lebensstilfaktoren und präventive Maßnahmen entscheidend.

Lebenslange Lernbereitschaft und geistige Flexibilität fördern

Ein besonders wichtiger Aspekt ist die lebenslange Bereitschaft, Neues zu lernen. Wissenschaftliche Untersuchungen haben gezeigt, dass Menschen, die sich im Laufe ihres Lebens immer wieder neuen geistigen Herausforderungen stellen, eine bessere kognitive Reserve aufbauen. Dies bedeutet, dass das Gehirn auch dann leistungsfähig bleibt, wenn altersbedingte Abbauprozesse beginnen. Hier sind verschiedene Aktivitäten förderlich:

- Weiterbildung und lebenslanges Lernen: SuperAger sind oft Menschen, die nicht nur in der Jugend, sondern auch im Alter aktiv weiterlernen. Dies kann formales Lernen in Kursen oder Universitäten, aber auch das Erlernen neuer

Fähigkeiten und Hobbys wie das Erlernen eines Instruments, einer neuen Sprache oder auch technologischer Fertigkeiten umfassen.

- Neuroplastizität durch geistige Flexibilität: Das Gehirn kann sich an neue Umstände anpassen, und diese Neuroplastizität wird besonders durch kognitive Herausforderungen unterstützt. Aktivitäten, die Flexibilität erfordern, wie etwa das Problemlösen in ungewohnten Situationen, sowie der Wechsel zwischen verschiedenen geistigen Aufgaben, helfen, die neuronalen Netzwerke aktiv zu halten.

- Kreativität fördern: Kreative Tätigkeiten, wie Malen, Schreiben oder Musizieren, haben ebenfalls einen schützenden Effekt auf das Gehirn. Sie stimulieren nicht nur verschiedene Hirnareale, sondern verbessern auch die Fähigkeit, unterschiedliche Denkansätze zu verknüpfen. Kunst, Musik und kreative Ausdrucksformen sind daher wertvolle Instrumente, um das Gehirn fit zu halten.

Stressmanagement und Vermeidung von chronischem Stress

Chronischer Stress hat eine nachweislich schädigende Wirkung auf das Gehirn, insbesondere auf Bereiche wie den Hippocampus, der für Gedächtnis und Lernen entscheidend ist. Daher ist es unerlässlich, effektive Techniken zur Stressbewältigung zu entwickeln und anzuwenden. SuperAger zeichnen sich oft durch eine hohe emotionale und psychische Resilienz aus, die es ihnen ermöglicht, mit den Herausforderungen des Lebens umzugehen, ohne dauerhaft unter Stress zu stehen.

- Meditation und Achtsamkeitstraining: Diese Techniken haben in den letzten Jahren verstärkte Aufmerksamkeit erhalten, da sie nachweislich nicht nur das allgemeine Wohlbefinden verbessern, sondern auch das Gehirn vor den negativen Auswirkungen von Stress schützen können. Studien zeigen, dass regelmäßige Meditation die Dichte der grauen Substanz in stressanfälligen Hirnregionen erhöhen und die Konnektivität zwischen diesen Regionen stärken kann.

- Stressbewältigung durch Bewegung: Körperliche Aktivität ist nicht nur gut für den Körper, sondern spielt auch eine entscheidende Rolle bei der Stressbewältigung. Regelmäßige Bewegung reduziert Stresshormone wie Cortisol und fördert gleichzeitig die Ausschüttung von Endorphinen, die als "Glückshormone" wirken und das Wohlbefinden steigern.

- Emotionale Intelligenz und Resilienz entwickeln: Emotionale Resilienz, also die Fähigkeit, mit negativen Emotionen und Rückschlägen umzugehen, kann trainiert werden. Dies hilft dabei, die negativen Auswirkungen von Stress auf das Gehirn zu minimieren. SuperAger zeigen oft eine ausgeprägte Fähigkeit, Widrigkeiten zu akzeptieren und auf positive Weise damit umzugehen.

Gesunde Schlafgewohnheiten entwickeln

Der Schlaf ist ein zentraler Faktor für die Aufrechterhaltung der kognitiven Gesundheit, insbesondere für die Gedächtnisbildung und die Regeneration des Gehirns. Schlafmangel oder schlechter Schlaf kann das Risiko für kognitiven Abbau und Demenz erhöhen.

- Förderung der Schlafqualität: Es ist wichtig, eine regelmäßige Schlafroutine zu entwickeln und mindestens sieben bis acht Stunden pro Nacht zu schlafen. Dabei sollte auch auf die Schlafqualität geachtet werden, denn Unterbrechungen oder schlechter Schlaf können die Regenerationsprozesse des Gehirns stören. Maßnahmen wie das Einhalten einer festen Schlafenszeit, das Vermeiden von Bildschirmen vor dem Schlafengehen und eine ruhige, dunkle Schlafumgebung können hilfreich sein.

- Schlaf als Gedächtnisverstärker: Im Schlaf, insbesondere während des Tiefschlafs, findet die Konsolidierung von Gedächtnisinhalten statt.

Studien zeigen, dass Menschen, die gut schlafen, bessere kognitive Leistungen erbringen und langfristig ihre Gehirngesundheit verbessern können.

Gesunde Ernährung und gezielte Supplementierung

Neben der Mittelmeerdiät gibt es weitere Ernährungsempfehlungen und Nahrungsergänzungen, die zur Erhaltung der kognitiven Gesundheit beitragen können.

- Omega-3-Fettsäuren und Antioxidantien: Omega-3-Fettsäuren, insbesondere DHA und EPA, die in fettem Fisch wie Lachs oder in Nahrungsergänzungsmitteln wie Fischöl vorkommen, sind nachweislich gut für das Gehirn. Sie haben entzündungshemmende Eigenschaften und fördern die Bildung neuronaler Verbindungen. Auch Antioxidantien, die in Obst und Gemüse vorkommen, schützen das Gehirn vor oxidativem Stress, der mit dem Alter zunimmt.

- Polyphenole und Flavonoide: Diese sekundären Pflanzenstoffe, die in Lebensmitteln wie Beeren, grünem Tee und dunkler Schokolade vorkommen, haben neuroprotektive Eigenschaften. Sie unterstützen die Durchblutung des Gehirns und haben antioxidative und entzündungshemmende Wirkungen.

- Kalorienrestriktion und intermittierendes Fasten: Einige Studien legen nahe, dass eine moderate Kalorienrestriktion oder intermittierendes Fasten positive Auswirkungen auf die Langlebigkeit und die Gehirngesundheit haben können. Diese Ernährungsmuster fördern die Autophagie, einen natürlichen Prozess, bei dem der Körper geschädigte Zellen abbaut und repariert, was potenziell auch für die Erhaltung der Gehirnzellen nützlich ist.

Blutdruck, Cholesterin und andere Risikofaktoren kontrollieren

Kardiovaskuläre Gesundheit ist eng mit der Gehirngesundheit verbunden. Ein erhöhter Blutdruck, hoher Cholesterinspiegel und Diabetes sind bekannte Risikofaktoren für Demenz und kognitiven Abbau. Daher ist die Kontrolle dieser Risikofaktoren entscheidend, um ein SuperAger zu werden.

- Blutdruckmanagement: Hoher Blutdruck kann die Blutgefäße im Gehirn schädigen und das Risiko für Schlaganfälle und Demenz erhöhen. Regelmäßige ärztliche Untersuchungen, eine gesunde Ernährung und Bewegung können helfen, den Blutdruck im gesunden Bereich zu halten.

- Blutzuckerregulation: Diabetes ist ein bedeutender Risikofaktor für kognitiven Abbau, da hohe

Blutzuckerspiegel das Gehirn schädigen können. Eine ausgewogene Ernährung und Bewegung sind wichtige Maßnahmen zur Vorbeugung und Kontrolle von Diabetes.

- Cholesterinmanagement: Ein hoher Cholesterinspiegel kann das Risiko für Gefäßschäden im Gehirn und damit für Demenz erhöhen. Eine gesunde Ernährung, regelmäßige Bewegung und gegebenenfalls medikamentöse Behandlung können helfen, den Cholesterinspiegel zu regulieren.

Förderung der emotionalen Bindungen und positiven sozialen Interaktionen

Soziale Integration ist nicht nur eine Quelle geistiger Stimulation, sondern auch ein Schutzmechanismus gegen Isolation und Einsamkeit, die nachweislich das Risiko für kognitiven Abbau erhöhen. Positive soziale Beziehungen wirken als Schutzfaktor für das Gehirn. Menschen, die sich in ein soziales Netzwerk eingebunden fühlen, zeigen oft eine bessere kognitive Leistung.

Menschen, die aktiv am gesellschaftlichen Leben teilnehmen, sei es durch Ehrenämter oder die Mitgliedschaft in Vereinen, profitieren von der geistigen Stimulation und den positiven sozialen Interaktionen. Diese Aktivitäten stärken das Zugehörigkeitsgefühl und bieten gleichzeitig geistige Herausforderungen.

Zusammengefasst lässt sich sagen, dass SuperAger keine genetischen Glücksfälle sind, sondern durch einen bewussten und aktiven Lebensstil gefördert werden können. Die Kombination aus geistiger und körperlicher Aktivität, einer ausgewogenen Ernährung, stressreduzierenden Maßnahmen, gesunden Schlafgewohnheiten und sozialer Eingebundenheit schafft die Grundlage dafür, die kognitiven Fähigkeiten bis ins hohe Alter zu bewahren. Wichtig ist es, frühzeitig mit diesen Maßnahmen zu beginnen, um das Gehirn fit zu halten und kognitive Reserven aufzubauen. Doch selbst im späteren Leben können diese Maßnahmen noch einen positiven Einfluss haben und den kognitiven Abbau verlangsamen.

8. Fazit

8.1. Zusammenfassung der wichtigsten Erkenntnisse

Die Erforschung des Phänomens der SuperAger liefert wertvolle Erkenntnisse darüber, wie es einigen älteren Menschen gelingt, ihre kognitiven und körperlichen Fähigkeiten auf einem außergewöhnlich hohen Niveau zu bewahren. SuperAger zeichnen sich durch eine bessere Erhaltung bestimmter Hirnregionen, wie des präfrontalen Kortex und des Hippocampus, aus, die normalerweise mit dem Alter schrumpfen. Ihre bemerkenswerten Leistungen in kognitiven Tests sowie ihre hohe emotionale Resilienz und Motivation heben sie von normal alternden Menschen ab. Der Erhalt ihrer Gehirnstruktur und -funktion wird durch eine Kombination von genetischen, biologischen und umweltbedingten Faktoren ermöglicht, wobei gesunde Lebensgewohnheiten, soziale Interaktionen und geistige Stimulation eine entscheidende Rolle spielen.

Die Forschung hat gezeigt, dass SuperAger weniger anfällig für altersbedingte kognitive Beeinträchtigungen und neurodegenerative Erkrankungen sind. Ihre Lebensweise – geprägt von regelmäßiger Bewegung, gesunder Ernährung und kontinuierlicher geistiger Herausforderung – bietet wertvolle Ansätze für die Prävention von Krankheiten wie Demenz. Dennoch bestehen methodologische Herausforderungen, wie die Definition von SuperAgern und die Frage, inwieweit ihre

Erfahrungen auf die Allgemeinbevölkerung übertragbar sind. Es bleibt fraglich, wie stark genetische Prädispositionen den Erfolg des Superaging beeinflussen, und ob Präventionsprogramme breitenwirksam eingesetzt werden können.

8.2. Zukünftige Potenziale der SuperAger-Forschung

Die zukünftige Forschung zu SuperAgern hat das Potenzial, tiefere Einblicke in die Mechanismen des erfolgreichen Alterns zu gewinnen, was sowohl für die Prävention als auch für die Behandlung altersbedingter Erkrankungen von großer Bedeutung sein könnte. Ein besseres Verständnis der genetischen, zellulären und molekularen Mechanismen, die das Superaging ermöglichen, könnte zur Entwicklung von gezielten Therapien führen, die den kognitiven Abbau im Alter verlangsamen oder sogar verhindern.

Langfristig könnten die Erkenntnisse aus der SuperAger-Forschung dazu beitragen, personalisierten Präventionsstrategien zu entwickeln, die auf die individuellen genetischen und biologischen Bedürfnisse älterer Menschen abgestimmt sind. Diese Strategien könnten spezifische Empfehlungen für Lebensstiländerungen, Bewegungsprogramme und kognitive Stimulation beinhalten, um die Gehirn- und Körpergesundheit möglichst lange zu erhalten. Darüber hinaus könnte die Forschung zu epigenetischen Modifikationen und deren Einfluss auf das Altern neue Möglichkeiten aufzeigen, wie Umwelteinflüsse das Altern positiv beeinflussen können.

Zudem bieten die Ergebnisse der SuperAger-Forschung wertvolle Ansätze für die Behandlung neurodegenerativer Erkrankungen. Durch das Verständnis der neuroprotektiven Mechanismen, die das Gehirn von SuperAgern widerstandsfähig gegen den altersbedingten Verfall machen, könnten neue pharmakologische oder therapeutische Interventionen entwickelt werden, die das Fortschreiten von Krankheiten wie Alzheimer verlangsamen.

8.3. Bedeutung für den Einzelnen und die Gesellschaft

Die Erkenntnisse über SuperAger bieten nicht nur neue wissenschaftliche Perspektiven, sondern haben auch weitreichende Implikationen für das tägliche Leben älterer Menschen sowie für die Gesellschaft als Ganzes. Auf individueller Ebene könnte das Wissen über die Faktoren, die das Superaging fördern, älteren Menschen helfen, ihre Lebensqualität zu verbessern und sich stärker auf präventive Maßnahmen zu konzentrieren. Durch gezielte Lebensstiländerungen – wie regelmäßige Bewegung, gesunde Ernährung, geistige Stimulation und soziale Interaktionen – könnten ältere Menschen dazu befähigt werden, ihre kognitive und körperliche Gesundheit zu bewahren.

Für die Gesellschaft bedeutet dies, dass Programme und Initiativen entwickelt werden sollten, um gesünderes und erfolgreicheres Altern zu fördern. Gesundheitskampagnen, die das Bewusstsein für die positiven

Auswirkungen von Bewegung und geistiger Aktivität schärfen, könnten ältere Menschen dazu ermutigen, aktiver zu bleiben und präventive Maßnahmen in ihren Alltag zu integrieren. Zudem könnte die SuperAger-Forschung als Grundlage für die Entwicklung von öffentlichen Gesundheitsstrategien dienen, die den Zugang zu gesundheitsfördernden Ressourcen, wie Fitnessprogrammen, Bildungsangeboten und sozialer Unterstützung, für alle Bevölkerungsgruppen gewährleisten.

Die gesellschaftlichen Implikationen sind erheblich: Wenn es gelingt, die kognitive und körperliche Gesundheit älterer Menschen länger zu erhalten, könnten die Gesundheitskosten gesenkt und die Belastung für Pflege- und Betreuungssysteme verringert werden. Zudem könnte das Verständnis des Superaging dazu beitragen, das Bild des Alterns in der Gesellschaft zu verändern und ältere Menschen nicht mehr als passive Empfänger von Pflege zu sehen, sondern als aktive und wertvolle Mitglieder der Gesellschaft, die weiterhin zur Gemeinschaft beitragen können.

9. Index

Zwillingsstudien 36

10. Weiterführende Literatur

1. "Superaging: Successful Cognitive Aging"

Autoren: Rogalski, E.J., Gefen, T., et al.

Zusammenfassung: Diese Studie beleuchtet, was SuperAger von typischen älteren Erwachsenen unterscheidet. Sie analysiert neuroanatomische Unterschiede und zeigt, dass bestimmte Hirnregionen, insbesondere der präfrontale Kortex, bei SuperAgern dicker und besser erhalten sind als bei ihren Altersgenossen. Die Autoren diskutieren, wie Gehirnplastizität und Lebensstilfaktoren dazu beitragen, den altersbedingten kognitiven Verfall zu verlangsamen.

Fundstelle: Annual Review of Neuroscience, 2018, 41: 69-87. DOI: 10.1146/annurev-neuro-080317-061923.

2. "Preserved Cognitive Function in SuperAgers"

Autoren: Harrison, T.M., Weintraub, S., et al.

Zusammenfassung: Diese Arbeit untersucht die kognitiven Fähigkeiten von SuperAgern im Vergleich zu älteren Menschen mit typischen Alterserscheinungen. Sie beschreibt die Ergebnisse neuropsychologischer Tests und hebt hervor, dass SuperAger außergewöhnliche Gedächtnisleistungen aufweisen. Das Buch geht auch auf neurobiologische Faktoren wie die Erhaltung des

Temporallappens ein, der eng mit dem Gedächtnis verbunden ist.

Fundstelle: The Journal of Neuroscience, 2012, 32(20): 7014-7020. DOI: 10.1523/JNEUROSCI.1176-12.2012.

3. "Neuroanatomical Basis of Exceptional Cognitive Aging: SuperAging"

Autoren: Sun, F.W., Stepanovic, M.R., et al.

Zusammenfassung: Diese Studie beschreibt die strukturellen und funktionellen Unterschiede in den Gehirnen von SuperAgern und typischen älteren Erwachsenen. Der Schwerpunkt liegt auf der Rolle des anterioren cingulären Cortex (ACC), der bei SuperAgern besonders robust ist. Die Autoren argumentieren, dass die Fähigkeit, trotz altersbedingtem Abbau die kognitiven Funktionen aufrechtzuerhalten, auf die starke Erhaltung dieser spezifischen Hirnregion zurückzuführen ist.

Fundstelle: The Journal of Neuroscience, 2016, 36(50): 11904-11911. DOI: 10.1523/JNEUROSCI.3384-16.2016.

4. "Resilience to Cognitive Aging in SuperAgers: A Lifestyle Approach"

Autor: Stern, Y.

Zusammenfassung: Sterns Buch geht auf die Rolle des Lebensstils bei der Erhaltung der kognitiven

Fähigkeiten im Alter ein. Er untersucht, wie Faktoren wie körperliche Aktivität, geistige Stimulation und soziale Interaktionen das Konzept der kognitiven Reserve stärken und somit den SuperAger-Status fördern können. Der Autor beschreibt, wie gesunde Lebensgewohnheiten dazu beitragen, neuronale Netzwerke zu stärken und die Degeneration des Gehirns zu verlangsamen.

Fundstelle: Cerebrum, 2019. Online veröffentlicht: www.dana.org/article/resilience-to-cognitive-aging.

5. "SuperAging: Maintaining Youthful Performance in an Aging Brain"

Autor: Rogalski, E.J.

Zusammenfassung: Dieses Buch untersucht die Mechanismen, die es ermöglichen, dass einige ältere Erwachsene trotz ihres Alters außergewöhnlich hohe kognitive Leistungen erbringen. Rogalski beschreibt die neuesten Forschungsergebnisse zu SuperAgern und erklärt, wie strukturelle und funktionelle Hirnunterschiede diese Menschen von typischen Altersgenossen unterscheiden. Das Werk geht zudem auf genetische und epigenetische Einflüsse ein, die möglicherweise eine Rolle im Superaging spielen.

Fundstelle: Current Opinion in Behavioral Sciences, 2019, 26: 89-95. DOI: 10.1016/j.cobeha.2018.12.003.

6. "The SuperAging Brain: Insights From Cognitive Neuroscience"

Autoren: Buckner, R.L., Andrews-Hanna, J.R., Schacter, D.L.

Zusammenfassung: Diese Arbeit untersucht die funktionelle Konnektivität des Gehirns von SuperAgern und wie sie sich von älteren Erwachsenen mit normalem kognitiven Abbau unterscheidet. Sie beleuchtet, welche Netzwerke im Gehirn besonders aktiv sind und wie diese Netzwerke zur Gedächtniserhaltung und kognitiven Leistungsfähigkeit beitragen. Die Autoren diskutieren auch, welche Arten von kognitiven Aktivitäten am stärksten mit Superaging verbunden sind.

Fundstelle: Nature Reviews Neuroscience, 2008, 9(3): 276-290. DOI: 10.1038/nrn2337.

7. "Lifestyle Interventions to Enhance Brain Health in SuperAgers"

Autoren: Kivipelto, M., Mangialasche, F., et al.

Zusammenfassung: Kivipelto und Kollegen fassen in diesem Werk die Ergebnisse ihrer Forschung zu Lebensstilinterventionen zusammen, die darauf abzielen, die kognitiven Fähigkeiten im Alter zu erhalten. Sie befassen sich mit Faktoren wie Ernährung (insbesondere der Mittelmeerdiät), körperlicher Aktivität und geistiger Stimulation und wie diese Lebensstilinterventionen helfen können, das Gehirn widerstandsfähiger gegen den altersbedingten Abbau zu machen.

Fundstelle: Alzheimer's & Dementia, 2014, 10(3): S452-S464. DOI: 10.1016/j.jalz.2013.11.002.

8. "Exploring the Genetics of SuperAging: Potential for Gene Therapy"

Autor: Sisodia, S.S.

Zusammenfassung: In diesem Artikel werden die genetischen Faktoren untersucht, die mit Superaging in Verbindung stehen. Sisodia geht darauf ein, wie bestimmte Gene, die die neuronale Plastizität, Entzündungshemmung und die Stressantwort betreffen, zu einer außergewöhnlichen kognitiven Funktion im Alter beitragen. Der Autor diskutiert auch das Potenzial der Gentherapie, um diese genetischen Vorteile in der breiteren Bevölkerung zu fördern.

Fundstelle: Trends in Genetics, 2020, 36(6): 371-378. DOI: 10.1016/j.tig.2020.03.003.